本项目研究得到国家自然科学基金
"非完全信息下公立医院外部监管的博弈分析与模型构建"
(71173119)资助

公立医院
外部监管研究

著　　者　　王长青

参著人员　　毛鹏远　　龚　芳
　　　　　　申　宁　　黄亚新
　　　　　　陈　娜　　李文敏
　　　　　　邓　敏　　王　林
　　　　　　马洪谣　　徐　浩
　　　　　　朱诗慧　　汤　佳

南京大学出版社

图书在版编目(CIP)数据

公立医院外部监管研究 / 王长青等著. —— 南京：南京大学出版社，2015.12
ISBN 978-7-305-16517-7

Ⅰ. ①公… Ⅱ. ①王… Ⅲ. ①医院—监管制度—研究—中国 Ⅳ. ①R197.322

中国版本图书馆 CIP 数据核字(2016)第 027171 号

出版发行	南京大学出版社
社　　址	南京市汉口路 22 号　　邮　编　210093
出 版 人	金鑫荣

书　　名　公立医院外部监管研究
著　　者　王长青　等
责任编辑　吴　华　　　　　　　编辑热线　025-83596997

照　　排　南京南琳图文制作有限公司
印　　刷　常州市武进第三印刷有限公司
开　　本　787×960　1/16　印张 13.75　字数 183 千
版　　次　2015 年 12 月第 1 版　2015 年 12 月第 1 次印刷
ISBN　978-7-305-16517-7
定　　价　48.00 元

网　　址：http://www.njupco.com
官方微博：http://weibo.com/njupco
官方微信号：njupress
销售咨询热线：(025) 83594756

* 版权所有，侵权必究
* 凡购买南大版图书，如有印装质量问题，请与所购
　图书销售部门联系调换

前　言

公立医院是我国医疗卫生服务提供的主体,承担着维护全民健康的主要责任,它的健康发展对于促进整个社会的进步都发挥着重要的作用。任何社会组织都需要有序的外部监管,公立医院也不例外,特别是在今天公立医院成为医改重中之重的宏观背景下,加强公立医院外部监管的理论研究与实践研究都具有重要的现实意义。

本书是基于国家自然科学基金项目"非完全信息下公立医院外部监管的博弈分析与模型构建"(71173119)的部分研究成果。本书内容包括:第一章,绪论;第二章,理论基础和相关概念;第三章,公立医院外部监管文献计量学分析;第四章,公立医院外部监管的逻辑起点与理论应用;第五章,公立医院外部监管的国际比较;第六章,民办非营利医院监管制度中外对比分析;第七章,公立医院外部监管的利益相关者分析;第八章,公立医院外部监管碎片化与整体性治理;第九章,公立医院外部监管的多重博弈模型及政策启示;第十章,基于利益相关者分析的公立医院外部监管策略。

本书首先介绍监管的本质内涵,从医疗服务的特殊性引入公立医院外部监管的机制,并以利益相关者理论为依据,确定参与公立医院外部监管的关键利益相关者。其次,基于图书情报学领域的文献计量学分析方法,对"我国公立医院外部监管"领域的文献展开分析,并详细阐述"公立医院行为"作为公立医院外部监管的逻辑起点的理论依据,并通过各国监管模式、监管主体等内容的比较,找寻出可借鉴之处。再次,对公立医院利益相关者外部监管的必要性、公立医院外部监管的利益相关者在公立医院外部监管中的作用进行分析,从关键利益相关者角度进行监管的现状调查与困境探析。最后,结合公立医院外部监管的碎片化困境与成因,构建公立医院外部监管的多重博弈模型,有针对性地提出基于利益相关者分析的公立医院外部监管的策略,试图为公立医院外部监管体系的完善提供理论依据和政策建议。

  在本书的编写过程中,编者得到了社会各界多方的热忱帮助,本书的出版得益于南京大学出版社的鼎力支持,在此表示衷心的感谢!同时,本书的编写参阅了大量文献,在此对原著者表示敬意和感谢!鉴于公立医院外部监管所涉及的理论、层面、方法等较广,加之编著人员水平有限,书中疏漏之处恳请广大读者批评指正。

目 录

第一章 绪 论·· 1
   第一节 研究背景·· 1
   第二节 研究目的和内容··· 6
   第三节 研究对象和方法··· 6

第二章 理论基础和相关概念·· 9
   第一节 监管的概念与内涵·· 9
   第二节 公立医院外部监管的概念及作用ꞏꞏꞏꞏꞏꞏꞏꞏꞏꞏꞏꞏꞏꞏꞏꞏꞏꞏꞏꞏꞏꞏꞏꞏꞏꞏꞏꞏꞏꞏꞏꞏꞏꞏ 11
   第三节 利益相关者理论·· 13
   第四节 博弈分析与博弈模型·· 19

第三章 公立医院外部监管文献计量学分析··· 29
   第一节 数据来源及方法·· 30
   第二节 研究结果分析及讨论·· 31

第四章 公立医院外部监管的逻辑起点与理论应用······························· 38
   第一节 公立医院外部监管的逻辑起点的基本概念·························· 38

第二节　公立医院外部监管的逻辑起点 …………………… 40
第三节　公立医院外部监管的理论应用 …………………… 43

第五章　公立医院外部监管的国际比较 ………………………… 48
第一节　国内公立医院外部监管实践 ……………………… 48
第二节　国外公立医院外部监管实践 ……………………… 77

第六章　民办非营利医院监管制度中外对比分析 ……………… 88
第一节　我国民办非营利医院监管的现状与问题 ………… 88
第二节　民办非营利医院监管中的制度设计漏洞 ………… 90
第三节　中外民办非营利医院监管体系的对比分析 ……… 98

第七章　公立医院外部监管的利益相关者分析 ……………… 104
第一节　利益相关者参与公立医院外部监管的必要性分析 … 104
第二节　公立医院外部监管的必要性分析 ……………… 106
第三节　政府监管的利益相关者分析 …………………… 108
第四节　患者（公众）监管的利益相关者分析 ………… 117
第五节　行业协会监管的利益相关者分析 ……………… 128
第六节　医疗保险机构监管的利益相关者分析 ………… 138
第七节　媒体在公立医院外部监管中的作用分析 ……… 144

第八章　公立医院外部监管碎片化与整体性治理 …………… 154
第一节　公立医院外部监管碎片化困境 ………………… 155
第二节　公立医院外部监管碎片化成因 ………………… 157
第三节　弥合公立医院外部监管碎片化治理策略 ……… 159

第九章 公立医院外部监管的多重博弈模型及政策启示 ……… 163
第一节 公立医院外部监管中的多重博弈 ……… 164
第二节 基于多重博弈的结论与政策启示 ……… 178

第十章 基于利益相关者分析的公立医院外部监管策略 ……… 182
第一节 完善政府外部监管政策 ……… 182
第二节 培育公众参与监管行为 ……… 186
第三节 规范行业协会参与监管 ……… 189
第四节 厘清保险机构协同监管 ……… 193

参考文献 ……… 198
主要参考著作 ……… 212

第一章
绪　论

第一节　研究背景

公立医院作为政府投资设立的非营利组织,它的服务宗旨不是利润最大化,而应当是最大程度地体现公益性,提高医院管理绩效,使人民群众真正享受到医疗改革的好处。而医疗服务与社会每个人的健康息息相关,评价医疗行业不仅要考察服务数量与服务质量,更要注重服务的公平性和可及性,保障每个公民都享有健康的权益。因此,公立医院的医疗行为是一种需要在科学、规范、合理的监管下进行市场竞争才能良性发展的公共事业。

监管是指行政机构制定并执行的直接干预市场配置机制,间接改变机构与消费者供需决策的一般规则或特殊行为。公立医院监管体系来自医院内部和医院外部两个方面,公立医院外部监管机制是指由公立医院之外的组织、机构和人员对医院管理者的管理行为以及与医院发展密切相关的各种因素进行监督和约束的机制。公立医院带有公益性质,外部治理机制将防止医院过分追求经济利益的倾向,维护广大患者的利益,坚守公益性。外部监管的主体应该包括行政机关、行业协会、民间组织、社会团体、公共媒介等。

近年来,卫生服务领域所扮演的角色发生了很大的变化。一方面,为了提高医疗卫生体制的反应性,满足民众的医疗需求,体现公共医疗卫生服务的国家责任,中央政府在卫生服务方面不断提出改革的措施,地方政府在卫生服务管理方面同样获得了更大自主权,各种利益相关者也获得了更多的机会参与地方的卫生服务决策。另一方面,随着市场机制在卫生服务领域的作用日益扩大,医院的自主决策权不断增加。医疗服务是一种性质十分特殊的公共服务,除具有普通服务的无形性、变异性、不可分割性和不可贮存性等共有的特征外,还具有服务信息的不对称性,消费的不可预知性,服务的差异性,服务效应的滞后性、不易逆转性和预后的不确定性等特征。正是这些特性,使得医疗服务成为一种特殊的服务产品,加上市场机制在医疗领域严重失灵,社会机制提供的医疗服务产品有限,这就成为试图通过建立完善的外部监管体系对医疗服务领域进行必要干预的重要原因。

长期以来,医务人员的从业行为和技术上的判断能力基本上一直是靠行业自律的。但近十年来的国际、国内的比较研究显示,医务人员之间的行为模式和判断能力存在着较大的差别,仅靠行业自律是远远不够的。事实上,患者的安全隐患和医疗过失发生率比人们想象的要严重得多。有资料显示,美国每年在医疗过失中的死亡人数高于汽车交通事故中的死亡人数。澳大利亚、丹麦和英国的医疗过失发生率也与此类似。在这样的背景下,英国医学委员会对公立医院治理结构进行改革,将公立医院理事会的非专业代表所占比例从25%提高到40%,同时要求对公众代表等非专业人士进行适当的培训,以便其更好地履行其职责。

我国公立医疗机构的发展,有着与国外不同的历史,是在不同的起点、不同的文化背景和社会基础之上逐步发展起来的。公立医院是一个独立运作的实体,它有着社会公益性的使命,当前推进的医疗机构改革也是一个涉及多层次、多领域的系统工程,如政府职能的转变、社会保障制度的完善、组织自身治理的演变等,这些都在深刻影响着公立医疗机构的改革方向与进程。要使公立医院这个传统意义上的福利事业单位走上可持续发展之路,建立一系列有效的内、外部监管机制显得十分重要。只有这样,中国公立医院才能沿着正确的道路向前发展。

任何一项公共政策的形成,都必须建立在社会各种利益群体意愿充分表达的基础上,利益关系理想整合的前提是各方的实质参与。不可否认,专家在制度设计方面有一定的优势,但他们也只是社会的一个利益集团,也有自己特定的利益诉求,他们的方案不能代表社会共识,任何利益群体都享有对社会公共事务发表意见的权利。医院治理不是仅仅靠专家完成的,少不了社会公众的参与,尤其不能忽略社会弱势群体的声音。合理的做法是:医院在内部治理的过程中通过各种途径广泛地征询民意,在权衡各方利益的基础上对内部治理的方法不断优化和调整,这样形成医院内部治理的范式,将能最大限度地降低管理过程中可能遇到的阻力,并将极大地降低管理的成本,最终形成外部监管与内部治理的良性互动。

随着社会经济的发展,人们的医疗卫生服务需求普遍增强,对于自身接受的医疗服务无论是在质还是量上,要求都比以往任何历史时期要高,因此,医疗卫生改革也成为世界各个国家社会改革备受关注的热点之一。有数据显示,世界上15个国家110年来先后进行了266次医改,平均每个国家有17.7次,约6.2年发生1次,而且自20世纪70年代以来各国的医改频率明显提高[1]。2009年4月,中共中央国务院颁布了《关于深化医药卫生体制改革的意见》(以下简称《意见》),我国的医改就此拉开序幕。《意见》中确立了2009—2011年间的五项改革重点,而公立医院改革又被称为医改的重中之重,公立医院作为我国医疗卫生服务提供的主体,承担着维护全民健康的主要责任,它的有序、合理发展对于维护促进整个社会的进步都有着巨大的推动作用。

新中国成立以来,特别是20世纪70年代以来,伴随着我国政治、经济体制的改革,公立医院的性质也从纯福利型转变为政府实行一定福利政策的社会公益事业,在组织方式、管理体制以及运行方式上都发生了巨大的变化。对于公立医院的管理也从严格的高度集权的模式向逐步放权放开过渡,公立医院在人事、财务、内部分配、服务定价等方面拥有更大的自主裁量权。在公立医院财务管理方面,由最初的"全额管理,差额补助"转变为"全额管理,定额补助,结余留用",再到"定额补助,超支不补,结余留用",公立医院被赋予更大的剩余价值索取权和财务控制权,政府允许公立医院通过各种形式的服务获取收入,医生收入与经济效益挂钩,同时起源于20世纪50年代的药品加成政策使公立医院逐步形成了"以药养医"的局面[2],在政府投入不足、补偿机制不完善的情况下,允许公立医院通过销售药品提取加成,补贴收入,自负盈亏[3]。在市场经济的激烈竞争中,这些管理方式刺激了公立医院的逐利动机,大处方、大检查、诱导需求、道德风险等问题已成为部分医院心照不宣的做法,公立医院片面追求经济效益,其运行逐渐偏离了公益性的轨道,医疗费用不断攀升,医患关系不断恶化,看病难、看病贵问题日益凸显,公立医院亟待整治,建立合理、有效的公立医院监管体系也已经成为重大而迫切的问题。

2008年,国家卫生和计划生育委员会(原国家卫生部,下同)成立了医疗服务监管司,专门负责医疗机构的医疗服务监管工作;2009年新医改《意见》中指出"推进公立医院管理体制改革,从有利于强化公立医院公益性和政府有效监管出发,建立严格有效的医药卫生监管体制";2009年国家卫生和计划生育委员会召开了第一次全国医疗服务监管工作会议,并颁布了《2009年医疗服务监管工作要点》,全面回顾总结了近年来开展医院管理年活动和加强医疗服务监管工作取得的成绩和经验,深入分析了当前医疗服务监管工作面临的形势和存在的问题,全面部署了2009年的医疗服务监管工作任务,指出推进公立医院改革,加强医疗服务监管,是深化医药卫生体制改革的重点工作之一,具有重大的意义,必须摆到卫生改革发展中十分重要的位置上,强调要建立健全以公益性为核心的公立医院监管制度。2009年开始,医疗服务监管工作得到全面加强。

2009年《意见》中还指出要"建立信息公开、社会多方参与的监管制度,鼓励行业协会等社会组织和个人对政府部门、医药机构和相关体系的运行绩效进行独立评价和监督,加强行业自律,强化医疗保障对医疗服务的监控作用"。国务院颁布的《医药卫生体制改革近期重点实施方案(2009—2011年)》中,指出"探索建立由卫生行政部门、医疗保险机构、社会评估机构、群众代表和专家参与的公立医院质量监管和评价制度,全面推行医院信息公开制度,接受社会监督"。根据《意见》的精神,2010年国家卫生和计划生育委员会、财政部等五部委印发了《关于公立医院改革试点指导意见的通知》,其中明确了要改革公立医院监管机制。对公立医院实行全行业监管,加强公立医院医疗服务安全质量监管和运行监管,建立社会多方参与的监管制度,充分发挥社会各方面对公立医院的监督作用。全面推进医院信息公开制度,接受社会监督。强化医疗保障经办机构对医疗服务的监督制约作用,依照协议对医疗机构提供的服务进行监督,并纳入公立医院考核和评价内容中。充分发挥会计师事务所的审计监督作用,加强医疗行业协会(学会)在公立医院自律管理监督中的作用。建立医患纠纷第三方调解机制,积极发展医疗意外伤害保险和医疗责任保险,完善医疗纠纷调处机制,严厉打击"医闹"行为。至此,公立医院监管被提到重要的议事日程,公立医院监管工作对于提高医疗服务质量、保护人民健康、促进医患和谐、推动卫生事业改革发展发挥了重要作用。

目前对于公立医院监管方面的研究总体上来说比较少,且大都是从宏观层面和政府监管视角进行剖析。马晓静[4]从公立医院的服务体系、管理体系、治理机制、补偿机制、监管机制、运行机制和内部管理6个角度对公立医院改革与管理研究现状进行了文献计量学的分析,研究显示,在这6个领域中发文量最低的为监管机制和治理机制,分别占发文重量的2.39%和3.01%,而监管机制方面的研究主要集中在医院评审评价和医疗安全质量监管方面,对于监管机制的研究,整体比较薄弱,尤其是对宏观层面的信息公开与监测、社会多方监管方面的研究量比较有限。

公立医院是复杂的系统,监管体系改革涉及各利益相关方权责利的调整与平衡,因此,公立医院监管体系是医改的难点和重点,较之于公立医院其他体系的改革仍然只停留在"动而不改"的局面[5],监管体系改革难,再加上研究少,制度制定过程就会缺乏依据,因此,进行社会多方参与的公立医院监管体系研究显得十分必要和迫切。

第二节 研究目的和内容

本研究在文献研究和理论研究的基础之上,以利益相关者理论、博弈分析理论等为研究依据,确定参与公立医院外部监管的关键利益相关者,通过函调、专家深入访谈、问卷调查的方式,从各利益相关者的视角,搜集其参与公立医院外部监管的立场、意愿、认知、能力和行为现状等利益相关者要素资料,对资料进行整理和统计分析,进而对其进行利益相关者分析,通过分析,总结出各利益相关者参与公立医院外部监管的动力和困境及其深层次的原因,从而有针对性地提出完善公立医院外部监管的策略,试图为公立医院监管体系的完善提供相关理论依据和政策建议。

第三节 研究对象和方法

一、资料搜集方法

（一）文献研究和理论研究

利用中国知网、维普、万方等数据库以及百度等搜索引擎检索公立医院监管相关文献、政策等资料,并查阅相关书籍,了解目前公立医院监管研究现状和公立医院监管相关理论，为下一步研究奠定基础。

（二）函调和问卷调查

根据利益相关者理论，确定了公立医院外部监管的关键利益相关者为政府、患者（公众）、行业协会、医疗保险机构，即本研究的研究对象。对政府卫生行政部门采取函调的方式，调查了江苏省、湖北省、山西省13个市的卫生行政部门相关人员，了解政府在公立医院监管中扮演的角色及其观点；对于患者（公众）采取问卷调查的方式，通过随机分层整群抽样的方式对南京市四家三甲综合性公立医院的门诊和住院患者以及公众进行研究，涉及内、外、妇、儿各科室，由于此类医院规模大、技术力量雄厚、辐射能力强、改革的关注度高，因此，具有较好的代表性。自行设计问卷向患者或公众发放，问卷内容包括调查对象的基本情况，对公立医院监管的认知、意愿以及监管参与情况等。问卷调查采取一对一的方式，当场发放，当场收回，共发放324份问卷，收回324份，其中有效问卷312份，有效回收率96.3%。

（三）知情人半结构式访谈

对于利益相关者——行业协会和医疗保险机构采取知情人半结构式访谈的方式，设计访谈提纲，分别对相关人员进行访谈，通过了解行业协会和医疗保险机构的监管现状、优势和阻力及其提出的意见和观点来探析其参与公立医院外部监管的立场、意愿、认知等利益相关分析要素，进而总结其参与监管的困境及其深层次的原因，为进一步提出完善其监管的策略奠定基础。同时，在函调和问卷调查过程中，对政府卫生行政部门和个别被调查者进行深入访谈，掌握其参与公立医院外部监管的定性资料。

二、资料分析方法

（一）统计学描述和统计分析

运用EpiData 3.1软件建库并将调查结果录入，运用SPSS 20.0软件对数据进行统计分析，统计分析方法包括：描述性统计、卡方检验、秩和检验,检验水准 $α=0.05$,$P≤0.05$ 表示差异有统计学意义。

(二) 访谈资料分析

将访谈资料汇总,整理出基于利益相关者视角的公立医院外部监管的观点和看法等定性资料。

(三) 利益相关者分析

通过上述统计学描述、统计分析和访谈资料的分析,进而对其进行利益相关者分析,明晰各利益相关者参与公立医院外部监管的立场、认知、意愿、行为现状等利益相关分析要素,并进一步做出利益相关者参与治理的利弊、优势与困境的分析,从而探索提出完善公立医院外部监管的策略。

(四) 公立医院外部监管的多重博弈分析

公立医院的监管过程,实际也是各利益相关方的博弈过程,由于利益诉求的差异,任何两个利益相关方都存在博弈行为。本文仅以公立医院外部监管为着眼点,针对三类关系链,分析以公立医院和政府监管机构为局中人的博弈模型、以公立医院和行业协会为局中人的博弈模型、以公立医院和患者为局中人的博弈模型,为开展公立医院外部监管提供理论依据。

第二章
理论基础和相关概念

第一节 监管的概念与内涵

"监管"一词的英文为"Regulation",也被译为管制,规制,国内外对于监管的定义尚无统一的规定,在不同领域监管有不同的含义。日本学者植草益在其著作《微观规制经济学》中指出:监管在通常意义上,是指依据一定的规则对构成特定社会的个人和构成特定经济的经济主体的活动进行限制的行为[6]。美国学者丹尼尔 F. 史普博将监管定义为由行政机构制定并执行的直接干预市场配置的机制或间接改变企业和消费者的供需决策的一般规则或特殊行为[7]。我国学者曾国安指出监管是监管者基于公共利益或者其他目的,依据既有的规则对被管制者的活动进行的限制[8]。综合来看,根据学者们对监管主体、监管标准、监管范围、监管方式等的不同观点,监管可以有广义和狭义之分。广义的监管主体包括政府监管和非政府监管,政府监管包括立法机关监管、行政机关监管和司法机关监管;非政府监管包括企业及其他一切非政府组织的监管,如行业自律组织、私人。监管依据不仅包括法律,还包括社会规范和企业的内部规章制度,监管范围有经济活动领域、社会活动领域、政治活动领域的监管。狭义的监管在监管主体上仅包含政府监管，监管范围仅限于经济活动。经济合作和发展组织（OECD）对监管的界定则包括了政府和政府授予监管权力的非政府部门、自律组织所颁布的所有法律、法规、行政规章等，是政府为保证市场有效运行所做的一切[9]，这个定义是广义上的。由于本研究中的监管主体涉及政府以及政府机构以外的组织和个人，因此，本文中的监管属于广义的监管。

监管与管理不同，监管有监督管理的含义，两者有本质的区别。管理是建立在上下级关系的基础上，下级必须服从上级，通过命令方式进行管理，一旦产生争议通常只能通过内部途径加以解决，管理者与被管理者是内部关系；而监管是依据一定的法律、规章等，在监督检查的基础上，监督者对被监管者的行为加以约束，使之符合规定，两者之间是相对独立的外部关系[10]。随着我国社会主义市场经济的不断发展以及医疗卫生体制改革的逐步深入，公立医院的自主权逐渐扩大，各地积极探索政事分开、"管办分开"的有效形式，公立医院与政府的关系已不再是计划经济体制下高度集权式的密切相连，而变为政府指导下的自主经营、自负盈亏的相对独立的关系，因此，从这个意义上来看，本文中所探讨的外部利益相关者与公立医院之间的关系应更适合用"监管"一词。

此外，监管与监督也不同，监管是"Regulation"，监督是"Supervision"，监管是监督和管理，包括制定监管规则、监督检查、执行和对执行结果进行制裁处理（或执法）等一系列过程；而监督指检查、督促，仅仅监察被监管者的行为，并通过舆论、声誉、社会形象的压力，督促其整改。因此，职能范围上"监管"更大一些，而适用的主体上"监督"更宽泛，涉及行业协会、公众、媒体、第三方评价机构时，"监督"更贴切，而对于政府则是"监管"更贴切，但是由于本文采取的是广义监管的概念，因此，讨论不同的主体时，本文均统一使用"监管"一词。

第二节 公立医院外部监管的概念及作用

一、公立医院外部监管的概念

公立医院监管体系来自公立医院内部和外部两个方面。公立医院外部监管机制是指由公立医院之外的组织、机构和人员对医院管理者的管理行为以及与医院发展密切相关的各种因素进行监督和约束的机制[11]。外部监管的主体主要有政府、患者(公众)、医疗保险机构、行业协会、公共媒介等。这些监管主体对公立医院的监管相对于公立医院自身的内部治理是"外部式"的"他律",外部监管能够更加客观公正地平衡各方利益,与内部治理形成制衡,同时,通过优化和加强外部监管来促进公立医院内部机制的优化与创新,以提高内部治理效率,有利于促进公立医院自身的发展,防止公立医院过分追求经济利益,维护患者权益和公立医院的公益性。

二、公立医院外部监管体系的作用

(一)规置医疗服务行为

医疗服务本身具有明显的两重性。医疗服务的对象是个人,因此,具有不可分性或排他性等一般商品的性质,但由于部分疾病的传染性质,使医疗服务又具有公共物品的特点。作为一般商品的提供者,医疗服务机构和从业人员需要有从业资格认定行为规范;而作为公共物品的一部分,医疗服务机构的布局要服从政府的卫生规划,价格需要接受政府有关部门的监督。因此,医疗行为所具有的特殊的公益性、专业性决定了建立公立医院外部治理机制的必要性。

(二)弥补信息不对称

医疗服务的特殊性在于:疾病是不可选择的,而且直接关系到人的健康和生命,医疗服务需求缺乏价格上的弹性。更为特殊的一点是医生、患者之间的信息不对称。由于患者在医学知识(包括病情判断、治疗手段、药品选择等)上的局限性,疾病治疗方案的选择和实施事实上是由医生来决定,而后果却只能由患者承担。因此,医疗监管的重要任务之一是增加患者的知情权,防止医疗服务提供者利用自己的优势地位来诱导需求、规避责任,以降低患者的就医风险。

(三) 控制第三方付费

由于疾病的不确定性,以及重大疾病的医疗费用往往超越个人(家庭)的经济承受能力,需要政府或商业机构提供相应的保险机制。但是这种第三方付费的制度设计,容易导致道德上的风险,即患者、家属和医生在挽救生命的愿望下,都倾向于不计成本地使用医疗资源,包括医院无限制地扩大诊疗设备投资、医生选择昂贵而疗效并不确定的药品和诊疗手段等。然而,药品和诊疗手段的过度使用,不仅浪费了医疗资源,而且可能危害患者的健康。外部监管是在第三方付费的情况下防范道德风险不可或缺的手段。

(四) 均衡各方面利益关系

科技进步提高了人们对高技术诊疗手段的预期,但医疗结果的不确定性始终存在。医疗纠纷的迅速增加,不仅激化了医患矛盾,而且影响公众对医生、医院和政府的信任。建立一套有效的外部服务监管机制和程序,有利于维护医患双方的合法权益,也为调解医疗纠纷提供了可靠的责任判断依据。吸收公众代表参加医疗监管法规的制定和执行,提高医疗服务的透明度,不仅有利于提升服务的质量和效率,也可以起到平衡社会各方面利益关系的作用。

第三节 利益相关者理论

一、利益相关者理论的发展和定义

利益相关者理论（Stakeholder Theory）是20世纪60年代左右，在美国、英国等长期奉行外部控制型公司治理模式的国家中逐步发展起来的，最早用于企业管理和公司治理。与传统的股东至上理论的主要区别在于，该理论认为任何一个公司的发展都离不开各种利益相关者的投入或参与，比如股东、债权人、雇员、消费者、供应商等。1963年，美国斯坦福研究所第一次给出了利益相关者的定义，他们认为对于企业来说存在这样一些利益群体，如果没有他们的支持，企业就无法生存（Clark，1998）。1984年，美国经济学家弗里曼给出了一个广义的利益相关者定义，他认为，利益相关者是"那些能够影响企业目标实现，或者能够被企业实现目标的过程影响的任何个人和群体"（Freeman，1984），这个定义不仅将影响一个企业目标实现的个人和群体也视为利益相关者，同时还将受企业目标实现过程中所采取的行动影响的个人和群体看作利益相关者，正式将社区、政府部门、环境保护主义者等纳入利益相关者管理研究范畴，大大扩展了利益相关者的内涵，也成为20世纪80年代后期、90年代初期关于利益相关者界定的一个标准范式。随后，Clarkson认为，"利益相关者在企业中投入了实物资本、人力资本、财务资本等一些有价值的东西，并由此承担了某些形式的风险，或者说，他们因企业活动而承受风险"（Clarkson，1994），这一表述强调利益相关者与企业的关系，也强调了专用性投资。国内学者关于利益相关者的界定中，有一定代表性的是贾生华、陈宏辉（2002）结合上述观点给出的定义，他们认为，"利益相关者是指那些在企业中进行了一定的专用性投资，并承担了一定风险的个体和群体，其活动能够影响一个企业目标的实现，或者受到实现目标过程的影响"，这一定义既强调专用性投资，又强调利益相关者与企业的关联性[12-14]。

二、利益相关者理论的分类研究

利益相关者理论认为企业是其利益相关者相互关系的联结，企业的生存和发展离不开所有利益相关者的支持，但不同类型的利益相关者对企业的影响以及受到企业的影响程度不一样，众多利益相关者并不需要"等量齐观"，"分类治理"才是企业保持持续发展的必然选择，因此，有必要对各利益相关者在科学界定的基础上进行分类。国内外对于利益相关者分类的研究主要集中在"多维细分法"和"米切尔评分法"，查克汉姆、克拉克等人分别根据相关群体与企业是否存在交易性合同关系、相关群体在企业经营活动中承担的风险种类、群体与企业联系的紧密性对利益相关者进行了细分，将其分为契约型利益相关者、公众型利益相关者，自愿利益相关者、非自愿利益相关者，首要利益相关者、次要利益相关者等，大大深化了人们对于利益相关者的认识，但是这种多维细分法普遍的缺陷是缺乏可操作性，仍然停留在学院式的研究上，从而制约了利益相关者理论的应用。直到20世纪90年代后期，美国学者米切尔和伍德提出了一种评分法以界定利益相关者，他们认为企业的利益相关者至少要符合以下三个属性之一：（1）合法性（Legitimacy），即某一群体是否被赋予法律和道义上的或者特定的对于企业的索取权；（2）权力性（Power），即某一群体是否拥有影响企业决策的地位、能力和相应手段；（3）紧急性（Urgency），即某一群体的要求能否立即引起企业管理层的关注。米切尔等人根据这三个属性将利益相关者分成了三类：（1）确定型利益相关者，他们同时拥有对企业问题的合法性、权力性和紧急性。为了企业的生存和发展，企业管理层必须十分关注他们的愿望和要求，并设法加以满足。（2）预期型利益相关者，他们与企业保持较密切的关系，拥有上述三种属性中的两项。同时拥有合法性和权力性的群体，他们希望受到管理层的关注,也往往能够达到目的,在有些情况下还会正式地参与到企业决策中;对企业拥有合法性和紧急性的群体,却没有相应的权力来实施他们的要求,这种群体要想达到目的,需要赢得另外的更有力的利益相关者的拥护,或者寄希望于管理层行善,他们通常采取的办法是结盟、参与政治活动、唤醒管理层的良知等;对企业拥有紧急性和权力性,但没有合法性的群体,这种人对企业而言非常危险,他们常常通过暴力来满足他们的要求,比如在矛盾激化时不满意的员工会发动鲁莽罢工等。(3)潜在的利益相关者,是指拥有合法性、权力性、紧急性三项特性中的一项群体。米切尔关于利益相关者分类的模型是动态的,任何一个个人或群体获得或失去某些属性后就会从一种形态转化为另一种形态。米切尔评分法的提出大大改善了利益相关者界定的操作性,极大地推动了利益相关者理论的推广应用,并逐步成为利益相关者界定和分类最常用的方法[14-15]。

三、公立医院外部监管的利益相关者

黄锐、陈迎春、冯占春等人运用米切尔评分法对公立医院的利益相关者进行了研究,通过专家评议表的方式,经两轮专家咨询对初步提出的我国公立医院利益相关者进行了打分并分类,以专家支持率80%作为入选标准,最终确立了16个公立医院利益相关者,其中确定利益相关者10个,如卫生行政管理机构、医院管理者和员工、患者及家属、社会医疗保险机构及新农合、财政部门等;预期利益相关者5个,如社区居民、药品和器械供应商、行业协会等;潜在利益相关者1个,并结合前人关于利益相关者的定义,从"双向影响"和"拥有利害关系"的角度对公立医院利益相关者进行了界定,他们认为公立医院利益相关者是指对公立医院有某种利益诉求,并能不同程度影响公立医院目标的实现,或受到公立医院运营活动影响的个人、群体与机构[16]。吴昊等人认为利益相关者的核心特征是在企业中下了赌注,即拥有某种专用性投资,由此他们会承担企业的经营发展风险,进而享有治理参与权,依据专用投资特性、风险承担大小、彼此影响的直接或间接程度等提出了公立医院治理体系中的利益相关者包括:医生、病人、医院及管理者、政府卫生行政部门、药品器械供应商、医疗保险机构、医疗行业协会等[17]。

综合上述研究,本文认为参与公立医院外部监管的核心利益相关者应该包括:政府、患者(公众)、医疗行业协会、社会医疗保险机构,由于其与公立医院的关系最为密切,是公立医院运行发展过程中必不可少的参与者、见证者和影响者,因此,应该从这四个核心利益相关者角度出发研究其对公立医院监管产生的影响,进而从这四个核心利益相关者的视角来探析完善公立医院外部监管的策略。

四、利益相关者理论在卫生领域的应用

较早地将利益相关者理论与方法引入卫生领域的是美国的布莱尔和怀特海。进入20世纪90年代之后,利益相关者理论被广泛应用于卫生政策分析及各种类型的卫生机构管理[18]。卫生政策改革的利益相关者分析就是在制定一项卫生政策的过程中,通过系统地收集和分析大量的信息,分析卫生政策利益相关者的知识、利益、权力、立场、潜在联盟等可能影响政策过程的特征和能力,以制定相应策略,减少改革实施阻力,提高政策可行性[19]。分析者最重要的任务是了解利益相关者的立场和权力——什么是他们不愿意放弃的,以及为达到目的他们能够动员的资源数量[20]。综合来看,国内外学者主要是通过探究各利益相关者参与卫生领域某项改革的意愿、角色、立场、资源、能力、参与的优势或劣势(阻力或动力)、各自行为模式等来进行利益相关者分析。卫生政策改革目标的实现,必须通过有关利益相关者的支持、合作来完成,不同的利益相关者拥有的资源不同,参与这一改革的动机、目标、方式、支持程度各异,只有在一个合理的制度安排下,建立新型的利益平衡机制,充分考虑各利益相关方的利益诉求,才能确保所有利益相关者个体理性的主观动机最终带来集体理性的客观结果[19],通过各利益相关方利益的博弈、协调和平衡,最终达到利益共赢,以实现政府卫生政策改革的社会公益性目标,提高卫生服务的公平性、可及性与卫生体系的效率。

五、其他相关理论

利益相关者参与公立医院外部监管的理论支持和依据除了上述利益相关者理论,还包括如下理论:

(一)治理理论

从20世纪80年代至今,西方学者对公共治理理论的研究取得重大进展[21]。全球治理委员会在《我们的全球伙伴关系》的研究报告中对治理做出了如下界定:治理是各种公共的或私人的个人和机构管理其共同事务的诸多方式的总和,它是使相互冲突的或不同的利益得以调和并且采取联合行动的持续过程[22]。治理理论的主要创始人之一詹姆斯 N·罗西瑙在其代表作《没有政府的治理》和《21世纪的治理》等文章中明确指出,治理与政府统治不是同义语,它们之间有重大区别,他将治理定义为:一系列活动领域里的管理机制,它们虽未得到正式授权,却能有效发挥作用。与统治不同,治理指的是一种由共同的目标支持的活动,这些活动的主体未必是政府,也无需依靠国家的强制力量来实现。治理理论认为,治理的主体包括政府及其他各种公共机构和私人组织、非营利组织、行业协会、科研学术团体和社会个人等,必须通过彼此合作支持和交流资源,达成共同目标来提高治理力度[23]。治理可以弥补国家和市场在资源调控方面的某些不足,成为国家和市场监管的有效补充。

(二)公众利益理论和管制俘获论

规制理论处于不断的发展变化中,是一个理论变迁的过程,在这个过程中从公众利益论到管制俘获论再到激励规制理论,规制的理论基础不断发生变化,并在不断完善,任何阶段的理论都不能完全解释规制中的现象,都有自身不能解释某一现象的缺陷,是在动态变化中相互补充、相互完善的。公众利益理论认为,政府是公众利益的代表,在存在自然垄断、外部性、公共物品、信息不对称、不完全竞争等特点的行业中,政府作为慈善的、无所不能的机构代表公众对市场做出理性调整,使市场规则符合帕累托最优,以实现社会福利最大化[24],公众利益理论主张政府规制是对市场失灵的回应[25],该理论为公立医院政府监管提供了理论基础。然而,管制俘获论又提出,政府也是"经济人",即政府也存在自身的利益,与生产者、消费者分属不同的利益集团,而基于利益集团的监管俘虏理论就表现为不管监管方案如何设计,监管机构对某个产业的监管实际是被这个产业"俘虏",即偏向生产者,其含义是监管提高了产业利润而不是社会福利[26],即存在所谓的"政府失灵"。公众利益理论和管制俘获论在公立医院监管中的应用在于由于政府失灵和市场失灵的存在,单纯依靠一方的监管,必然会使公立医院偏离合理发展的轨道,而应当将两者结合。

(三)激励规制理论

由于代理人和委托人的目标函数不一致,加上信息不对称,代理人常常不能完全按照委托人的要求行事,偏离委托人的利益。激励规制理论认为通过代理人的效用最大化来实现委托人利益最大化,使两者利益有效捆绑,即实现激励相容。激励相容应包括激励和约束两方面内涵,激励可以使监管对象在努力实现自身发展的同时,更加努力地实现监管主体的目标;而约束可以防止监管对象在追求目标的过程中,发生逆选择和道德风险[27]。这一理论为在公立医院外部监管中,通过公众媒体舆论的影响建立公立医院及其医务人员"声誉激励"机制的监管策略提供了理论依据,同时对于监管方式方面,也提示不应该忽视激励性管制的有效运用。

(四)委托代理理论

委托代理既是一种契约关系,也是一种授权关系。前者是委托人授权他人为其利益行事,并授予代理人某些决策权;而后者则强调了代理人对于委托人"授权"的代理行为而承担的民事责任,且具有十分具体和明确的对象。委托代理理论的中心任务是研究在利益相冲突和信息不对称的环境下,委托人如何设计最优契约激励并约束代理人[28]。公立医院外部监管的研究中涉及多对委托代理关系,如医院和政府之间、患者和政府之间、政府和行业协会、医疗保险机构之间,理清这些委托代理关系,有利于明确各利益相关方在参与公立医院监管中的利益制约关系,为进一步从各方角度探讨完善公立医院外部监管的策略奠定基础。

第四节 博弈分析与博弈模型

一、博弈的概念

博弈论(game theory),是研究决策主体的行为发生直接相互作用时候的决策以及这种决策的均衡问题。"博弈",词语解释是局戏、围棋、赌博。现代数学中有博弈论,亦名"对策论"、"赛局理论",属应用数学的一个分支,表示在多决策主体之间行为具有相互作用时,各主体根据所掌握信息及对自身能力的认知,做出有利于自己的决策的一种行为理论。博弈论是研究具有斗争或竞争性质现象的数学理论和方法。

纳什在1950年和1951年发表了两篇关于非合作博弈的重要文章,塔克于1950年定义了囚徒困境(Prisoners'dilemma),这些成为非合作博弈论的基石。20世纪70年代之后博弈论逐渐形成一个完整的体系,其真正成为主流经济学的一部分是在80年代。1994年诺贝尔经济学奖授给了三位博弈论专家:纳什(Nash)、泽尔腾(Selten)和海萨尼(Harsanyi),博弈论进入其迅速发展时代。在20世纪八九十年代,博弈论逐步传入我国。

二、博弈的分类

博弈主要有三种分类方式,分别可以按知识的拥有程度、按照行动是否同步、根据参与者能否形成约束性来具体分类。

(一)按知识的拥有程度划分

从知识的拥有程度来分,博弈分为完全信息博弈和不完全信息博弈。完全信息博弈指参与者对所有参与者的策略空间及策略组合下的支付有"完全的了解",否则是不完全信息博弈。严格地讲,完全信息博弈是指参与者的策略空间及策略组合下的支付,是博弈中所有参与者的"公共知识"的博弈。对于不完全信息博弈,参与者所做的是努力使自己的期望支付或期望效用最大化。

(二)按照行动是否同步划分

按照行动是否同步,博弈分为静态博弈和动态博弈。静态博弈是指在博弈中,两个参与人同时选择或两人不同时选择,但后行动者并不知道先行动者采取什么样的具体行动;动态博弈是指在博弈中,两个参与人有行动的先后顺序,且后行动者能够观察到先行动者所选择的行动。

(三)根据参与者能否形成约束性划分

根据参与者能否形成约束性的协议,以便集体行动,博弈可分为合作博弈和非合作博弈。合作博弈是指参与者从自己的利益出发与其他参与者谈判达成协议或形成联盟,其结果对联盟方均有利;非合作博弈是指参与者在行动选择时无法达成约束性的协议。

合作博弈与非合作博弈之间的区别主要在人们的行为相互作用时,当事人能否达成一个具有约束力的协议,如果有,就是合作博弈,反之,就是非合作博弈。

非合作博弈是指一种参与者不可能达成具有约束力的协议的博弈类型。非合作博弈研究人们在利益相互影响的局势中如何决策从而使自己的收益最大,即策略选择问题。合作博弈的重点是在群体中讨论何时联盟将会形成、联盟中的成员将如何分配他们可以得到的支付、如何分摊他们投资的成本费用等,即可以把所形成的联盟看作一个利益主体参与博弈,但如何在联盟内部分摊他们的费用和分配他们的支付则是合作博弈所特有的内容。

非合作博弈强调的是个人理性、个人最优决策,其结果可能是有效率的,也可能是无效的;合作博弈强调的是团体理性,强调的是效率(efficieney)、公正(fairness)、公平(equality)[29]。

三、博弈环境分析

假设1:博弈参与人为公立医院运行监管中最重要的两个参与者,即公立医院运行监管者(简称,监管者,下同)和公立医院。

假设2:监管者利益趋向是社会效益最大化,自身收益函数最大。

假设3:公立医院运行监管者博弈策略:监管者有两种策略:"不监管"和"监管",不监管的成本为0,监管的成本为$c,c>0$。

假设4:公立医院博弈策略:公立医院有两种策略:"不趋利"和"趋利","不趋利"的公立医院获得的合理结余为r,"趋利"的公立医院获得高于r的结余r',Δr为公立医院趋利所导致的超额结余,即$\Delta r=r'-r,\Delta r>0$。

假设5:基于社会效益等于生产者剩余与消费者剩余之和,公立医院趋利会造成社会效益损失s,s由公立医院运行监管者承担,$s>0$。

假设6:监管者在"监管"策略中可以对"趋利"的公立医院予以f的处罚,处罚的收益f由监管者获得,$f\geq0$。

假设7:监管者和公立医院对对方的效用和策略具有完全信息,因此,是完全信息下的静态博弈过程。

四、博弈模型(如图 2-1)

监管者		公立医院	
		不趋利	趋利
监管者	不监管	$0, r$	$-s, r'$
	监管	$-c, r$	$f-c-s, r'-f$

图 2-1 公立医院运行监管博弈模型

五、博弈均衡

(一)当 $f > c$ 时

对于监管者来说,没有严格优势的策略,如果公立医院"不趋利",则监管者"不监管";公立医院"趋利",则监管者"监管"。

同时假设 $r'-f > r$,即 $f < \Delta r$ 时,则公立医院在策略选择上,无论监管者是否监管,公立医院"趋利"都是公立医院的最优策略选择,而确定公立医院趋利的策略下,监管者为求自身效益的大值,则会选择"监管"的策略(此时 $f-c-s > -s$),因此,此时的均衡为(监管,趋利),即监管者的效用为 $f-c-s$,体现为获得的惩罚效益 f 减去因为监管产生的成本 c 和公立医院趋利造成社会效益损失 s 的差值;公立医院的效用为 $r'-f$,体现为获得结余 r' 与被处罚 f 的差值。

或假设 $r'-f < r$ 时,监管者与公立医院之间不存在纯战略纳什均衡。这一情况下,本研究进一步分析监管者与公立医院的混合策略纳什均衡。

(二)当 $f < c$ 时

监管者选择"监管"时的效用严格小于"不监管"($-c < 0, f-c-s < -s$),因此,此时博弈存在唯一的纳什均衡,即(不监管,趋利),此时对于监管者的最优选择是"不监管"。对于公立医院来说,因为此时监管者没有动力进行监管,这是可以被公立医院观察到的,所以相对于"不趋利",公立医

院"趋利"是最优选择。这种情况下,监管者的效用是$-s$,体现为社会效益的损失,公立医院的效用是r',体现为获得超额结余。

假设8:监管者以p的概率选择监管,以$1-p$的概率选择不监管,$0 \leq p \leq 1$。

假设9:公立医院以q的概率选择不趋利,以$1-q$的概率选择趋利,$0 \leq q \leq 1$。

设u为参与者在混合战略中的效用。

有监管者策略效用

$$u(p,1-p)=p[-cq+(f-c-s)(1-q)]+(1-p)[0q+(-s)(1-q)]$$

将监管者效用函数一阶化求导,得到:

$$\frac{\partial u}{\partial p}=f-c-fq=0$$

解得:$q^*=\frac{f-c}{f}=1-\frac{c}{f}$,即如公立医院不趋利的概率$q \leq q^*$,则监管者的最优策略为"不监管"。公立医院趋利的概率相应为$1-q^*$,即$\frac{c}{f}$,可以简单认为公立医院趋利的可能性与监管者的监管成本c成正比,与趋利而导致收到的处罚f成反比。

同时有公立医院策略效用:

$$u(q,1-q)=q[rp+r(1-p)]+(1-q)[(r'-f)p+r'(1-p)]$$

将公立医院效用函数一阶化求导,得到:

$$\frac{\partial u}{\partial q}=r-r'+fp=0$$

解得:$p^*=\frac{r'-r}{f}=\frac{\Delta r}{f}$,即如监管者监管的概率$p \leq p^*$,则公立医院的最优策略为趋利,监管者的监管概率与公立医院的超额结余Δr成正比,与对趋利公立医院进行处罚的力度f成反比。

将p^*和q^*分别代入监管者和公立医院效用函数,得到:监管者效用为

$-\frac{sc}{f}$,公立医院效用为 r。

由此得到博弈的三个均衡如下：

当 $f<c$ 时，纯策略均衡为（不监管，趋利），效用为 $(-s, r')$；

当 $f>c$，且 $r'-f>r$，即 $f<\Delta r$ 时，纯策略均衡为（监管，趋利），效用为 $(f-c-s, r'-f)$；

当 $f>c$，且 $r'-f<r$，即 $f>\Delta r$ 时，博弈不存在纯策略均衡，混合策略均衡为 $\left\{\left(\frac{\Delta r}{f}, 1-\frac{\Delta r}{f}\right),\left(1-\frac{c}{f}, \frac{c}{f}\right)\right\}$，此时监管者和公立医院的效用为 $\left(-\frac{sc}{f}, r\right)$。

六、模型分析

(一) 模型内涵

在公立医院运行监管中，本章研究引入了以下几个变量作为模型的基础。

第一，公立医院获得的结余，合理的结余为 r，而趋利情况下的不合理结余为 r'，而 $r'-r$ 的超额结余用 Δr 表示。

第二，公立医院运行情况的监管者，监管可能付出的成本为 c，可获得由对趋利公立医院进行干预从而获得的效用 f（一般认为可以是罚金的行使）。

第三，引入 s 作为公立医院趋利情况下社会效益的损失程度，这一损失程度一般认为由监管者作为政府代表承担。

(二) 博弈诉求

对于代表政府的公立医院监管者来说，假设监管者是理性并合理的，代表公众的最大利益，即可以认为监管者以社会效益最大化为目标，则公立医院获得合理的经营结余，保证国有资产的保值；同时作为患者的消费者，可以从医疗服务的消费中，获得合情合法合理的消费者剩余，实现社会效益的最大化。

对于公立医院来说，以公立医院作为利益集团，其经营收入与内在所有主体均呈现正相关的现象，即公立医院的结余呈现越多越好的情况。

由此，监管者和公立医院基本利益诉求发生冲突，集中体现为监管者希望公立医院获得合理结余，实现保值和社会效益最大化；公立医院则希望获得尽可能多的结余。

（三）博弈过程

政府对公立医院运行进行监管时，所投入的成本是相对稳定的，即 c 一旦出现则相对稳定，这是由于监管机构和监管人员的运行需要经费，以及相关的制度设计所产生的成本。

其次，考虑 f 作为监管者对公立医院运行情况的一种监管干预力度，f 值越小，表示监管者对公立医院行为的干预能力越低，f 趋向于 0，则显示政府虽然可能付出了监管成本，但由于对公立医院的干预能力很低，所以无法影响公立医院的决策。

基于以上分析，博弈模型出现的三种均衡情况对公立医院外部监管的启示意义如下。

首先，当 $f < c$ 时，对于监管者来说实施监管及由此可能对趋利的公立医院进行干预所带来的收益无法补偿组织实施公立医院运行监管的成本，因此，无论公立医院是否趋利，监管者都不会进行监管。同时，监管者这一行动策略将令公立医院趋利行为完全不受监管制约，公立医院将以趋利行为作为最优策略进行博弈选择。

其次，当 $f > c$，且 $r' - f > r$，即 $f < \Delta r$ 时，监管者加强了对公立医院的干预力度，体现为 f 的上升。一旦公立医院趋利，则监管者可以从公立医院的超额结余中获得一部分收益，即 f，同时 f 能够弥补监管者的监管成本 c，并有所盈余，用于进一步补偿社会效益的损失。但对于公立医院来说，f

的损失并无法使其改变趋利的最优选择,即无论监管者是否监管,公立医院趋利所带来的收益均大于不趋利。因此可以看出,监管者的干预程度低的情况下,监管者的监管行为并不能改变公立医院的策略选择,而监管者的最优策略只能是监管公立医院,并对趋利的公立医院进行干预,获得监管收益 f。因为相较于不监管来说,监管情况下,监管者的收益 $f-c-s$ 大于 $-s$。但这种情况虽然一定程度上减少了政府的总收益损失,但并没有实现政府的利益诉求,即社会效益最大化的目标。因此,必须进一步加大对趋利公立医院监管的干预力度,即升高 f,来改变公立医院的博弈策略选择。

从以上两点看出,政府可以实施监管(付出监管成本),而由监管对公立医院的干预行为也是监管博弈的一个重要方面,在缺少明确、有力的监管抓手的情况下,监管者将一直处于被动的状态下,而公立医院的趋利行为将得不到有效的矫正。

再者,当 $f>c$,且 $r'-f<r$,即 $f>\Delta r$ 时,可以认为政府进一步加强了对趋利公立医院的监管干预力度,一旦公立医院趋利,则可能最终得到的收益要小于不趋利的情况。此时公立医院在策略选择上已经不具有绝对意义上的优势策略,而在完全信息静态博弈的环境下,公立医院可能随机按照一定比例采取不趋利或者趋利的行为,因而监管者对于监管和不监管公立医院也存在随机选择的情况,因此,得到了混合策略下的博弈均衡 $\left\{\left(\frac{\Delta r}{f}, 1-\frac{\Delta r}{f}\right),\left(1-\frac{c}{f}, \frac{c}{f}\right)\right\}$,即监管者以 $\frac{\Delta r}{f}$ 的概率实施监管,$\left(1-\frac{\Delta r}{f}\right)$ 的概率实施不监管策略,而公立医院以 $\left(1-\frac{c}{f}\right)$ 的概率选择不趋利,$\frac{c}{f}$ 的概率选择趋利的策略。

(四)对运行监管的启示

1. 监管干预力度 f

在混合战略均衡中,f 作为政府监管和公立医院趋利概率的分母,体现为监管干预力度的不断加强,将导致监管者监管策略的选择概率和公立医院趋利策略的选择概率降低。这可以简单地理解为,由于政府对于公立医院趋利行为干预处罚力度的不断加大,公立医院趋利所带来的收益将小于自身因趋利行为而产生的被处罚的风险,因此,公立医院将降低趋利的概率,当 f 趋向于 $+\infty$ 时,可以得到近似于(不监管,不趋利)的理想状态。

2. 监管成本

在能够得到混合策略均衡的正常情况下,即 $f>c$,且 $f>\Delta r$ 时,监管所付出的成本越高,则公立医院趋利的概率越大,可以理解为公立医院了解监管者难以组织或者付出监管成本,则公立医院倾向于趋利以获得超额结余 Δr。相反如果政府能够有效地降低监管成本,则无需在很大的监管干预力度的情况下,同样可以降低公立医院趋利的可能性。

从这一角度来考虑,政府在对公立医院运行情况进行监管时,将首先面临监管或者不监管的决策选择,监管即面临较高的一次性成本,而一旦实施监管后,则实际监管工作的运作成本较低。

3. 超额结余 Δr

如同监管成本能够影响公立医院趋利的概率一样,公立医院获得的超额结余 Δr 的情况也将影响监管者的监管概率。是承接"放权让利"还是对于公立医院运行的再监管,公立医院超额结余 Δr 的认定是一个最为重要的环节。

如果监管者认为,公立医院没有超额结余,即公立医院的增值保值行为是合理的,那博弈中公立医院不趋利和趋利间的结余差值 Δr 就会缩小,因此,监管者对于公立医院监管概率就会降低,监管者认为公立医院已经处于一种不趋利的状态下,因此,监管就显得不是十分重要。

反之,如果监管者认为,公立医院目前的增值保值行为可能已经影响了公立医院公益性的定位,导致整体社会效益的降低,那在博弈模型中,公立医院的超额结余差值 Δr 就会增大,监管者的监管概率就会增加,以改变公立医院的策略选择。

由 Δr 的判断来看，监管者面临的主要矛盾就是公立医院的趋利行为是否已经超出监管者的预期。一旦超出预期，那监管者可以认为公立医院以增值保值为首要目标的趋利行为将危害到社会效益，从而又必须提升监管概率。而如果公立医院的经营行为没有进入趋利的范畴，那监管者的最优选择则是不监管。

第三章
公立医院外部监管文献计量学分析

在我国,公立医院是由政府出资设置的非营利机构,长期以来其一直是我国医疗服务的主要提供者,与全民健康息息相关,但是在市场经济条件下,我国部分公立医院出现了片面追求经济效益的导向,造成了医疗费用攀升、公民疾病负担增加,进而导致医患关系恶化,"看病难、看病贵"问题日益凸显等严重偏离医院公益性的现象,因此,建立合理高效的公立医院监管体制成为医药卫生体制改革领域的重要议题。

本章对公立医院的外部监管做了较为明确的定义:由公立医院之外的组织、机构和人员对医院管理者的管理行为以及与医院发展密切相关的各种因素进行监督和约束的机制[30]。按照监管主体,可将公立医院的监管划分为医院内部监管及医院外部监管,医院的外部监管与医院公益性能够有效实施密切相关,能有效防止医院过分追求不合理的经济利益,平衡医患各方的利益,维护公众的基本利益。因此,了解目前国内外公立医院外部监管领域研究现状,识别公立医院外部监管的主体、监管范围、监管方式、研究现状等问题,对深化医院改革,提供科学合理的决策支持具有较大的现实意义。

第一节 数据来源及方法

学术论文是科研工作者表达其学术观点的主要形式之一,因此,学术期刊构成刊载学者科研观点的主要载体,针对某一选题的学术论文展开深入研究有助于了解该研究方向的研究深度及广度,基于此观点,本章拟以学术文献为主要研究对象,对研究主题为我国公立医院外部监管研究领域的学术论文进行检索、收集以及分析,基于图书情报领域的文献计量学分析方法窥探我国公立医院外部监管领域的发展进程、研究现状及研究重点。文献计量学方法是由数学、统计学与文献学、情报学等学科相互交叉融合形成的知识体系,属于情报学的一个分支,其研究对象包括整个文献系统和各种形式的文献的特征信息,如文献、词汇数、作者数等,其最本质的特征在于定量分析[30],分析结果具备较强的客观性。国内部分研究学者将该方法运用至卫生事业管理领域,针对卫生事业管理领域的某些问题展开了探讨:张维帅等[31]基于"中国知网"、"重庆维普"两大中文数据库检索得到108篇医药伦理委员会监管研究的相关文献,基于文献计量学分析方法最终得到了伦理委员会制度研究尚处于初始阶段等结论;马晓静[4]基于文献计量学视角以CNKI数据库、维普数据库和万方数据库三大中文数据库为数据来源,对我国公立医院改革与管理研究的现状进行了总结,系统描述了该领域研究的热点问题及空白领域,为我国公立医院改革政策和研究规划的制定、研究团队的培养以及研究方向的调整提供了较为科学的决策依据;安艳芳[32]基于文献计量学方法对国内外医疗质量监管领域展开了研究,研究发现该研究领域为国际研究的主要领域,国内研究相对较少,国内研究在医疗监管体制、监管体系、监管内容等方面缺乏系统和实证研究。本研究拟将该方法运用于我国公立医院外部监管研究领域,从文献发表时间、文献刊载期刊以及文献关键词分析三个维度窥探该领域的研究现状,并基于关键词共现知识图谱直观展现该领域的研究重点。

数据来源为研究的起始部分,其质量决定研究结论的可靠性。本章依据"我国公立医院外部监管"这一研究主题,确定"医院"及"监管"为本研究的主要检索词,采用专业检索的方式,通过多次试检索,构建专业检索表达式,以中国知网文献数据库内存储的期刊论文为初始数据采集样本,于2015年7月10日初步采集得到2000—2014年主题相关文献1 017篇,再经过人工主观阅读采集文献的标题、关键词及摘要字段,去除研究对象为民办医院、私营医院等主题非相关文献,最终获得与我国公立医院外部监管研究领域密切相关的文献526篇,拟基于此展开分析。需要说明的是:在目标数据集中部分文献研究对象仅为医院,主观判断无法去除,笔者同样视其为相关文献。

第二节 研究结果分析及讨论

一、论文发表数量统计分析

针对特定研究领域,领域内学者发文量的多寡是领域内学者对某特定研究主题重视程度的表征之一。图3-1展示了2000年至2014年公立医院外部监管领域研究学者发文量的变化情况,可直观发现:① 2000年至2014年领域内发文量呈现明显的波动上升趋势,由2000年的0篇增加至2014年的88篇,表明领域研究逐步深入,研究主题多样性逐渐增多;② 涉及公立医院外部监管选题的文章数量于2009年至2010年出现激增,主要原因是2009—2010年《关于深化医药卫生体制改革的意见》《医药卫生体制改革近期重点实施方案(2009—2011年)》以及《关于公立医院改革试点的指导意见》等政策性文件的发布,领域内学者针对公立医院的监管范围、监管主体、监管体系等展开了更为深入的研究,研究视角逐步微观,而 2009 年之前,领域内研究较为宏观且分散,研究主题集中于理论探讨、现状调研、国外经验介绍等。

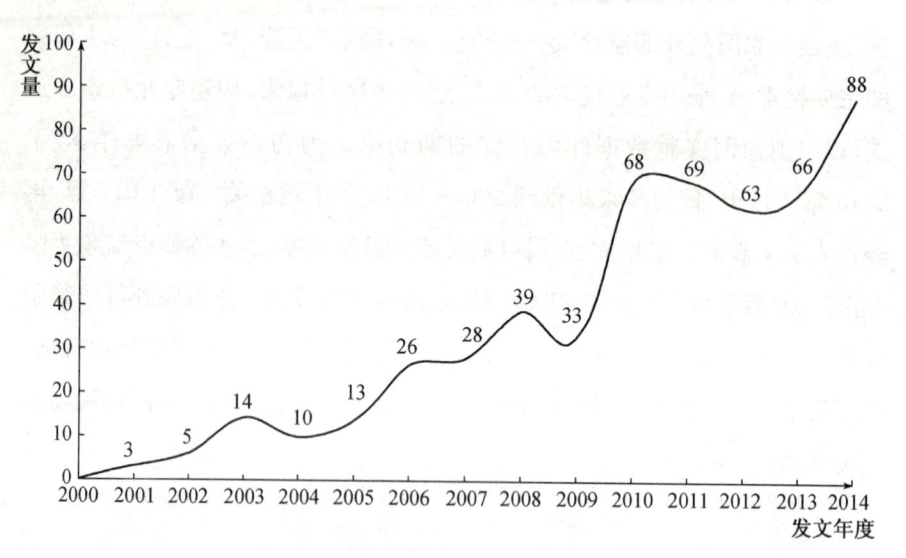

图 3-1　2000—2014 年我国公立医院外部监管研究领域发文量变化趋势图

二、载文期刊统计及分析

2000—2014 年共有 217 种期刊刊载了选题集中于公立医院外部监管的文章,其中刊载次数高于 4 次的 24 种期刊见表 3-1 所示,期刊选题集中于医院管理、卫生经济、卫生药事、医疗保险等多个领域。

《中国医院管理》创刊于 1981 年 4 月,为我国卫生管理领域创刊最早的学术理论类社科期刊,主要报道我国医院管理学术研究和实践探索的最新进展[33],该刊于 2006 年首次刊载以公立医院外部监管为主题的文献,至 2014 年共刊载此类文献 32 篇,数量最多,占总数的 6.08%,该刊物的学术努力极大地推动了我国公立医院外部监管方面的研究。《中国医院》刊载以我国公立医院外部监管为主题的文章数量位于第 2 位,该刊以学术论文及实地采访报道的方式刊载医疗卫生领域权威人士访谈或论述、医院管理焦点或热点问题、政策法规及权威信息发布、医院管理创新等类型的文章[34]，该刊于2002年首次刊登了医院监管类文献，该文献介绍了吉林省卫生厅从"办医院"到"管医院"的职能转变，构建科学的评价指标体系对医院的医疗质量展开监管，促进了当地医疗机构间公平、公开、有序的竞争，监督和规范了医院、医务人员及其服务行为[35]。

载文数量位于第3位的《中国卫生经济》被《北京大学中文核心要目总览（2011版）》收录，所报道的文章主题囊括卫生经济理论研究、卫生经济政策分析与评价、卫生筹资、医院经济运营等多个重点研究领域[36]，该刊刊载较多的是我国公立医院外部监管领域的文章，表明我国公立医院外部监管研究领域与经济学联系紧密。

表3-1 2000—2014年我国公立医院外部监管研究领域学术论文刊载期刊列表

序号	刊物名称	载文量（篇）	序号	刊物名称	载文量（篇）
1	中国医院管理	32	13	现代经济信息	7
2	中国医院	20	14	卫生软科学	7
3	中国卫生经济	18	15	时代金融	7
4	中国医院院长	16	16	中国医药指南	6
5	医学与社会	14	17	中国药房	6
6	中国药事	12	18	中国卫生质量管理	6
7	中国医疗保险	11	19	中国食品药品监管	6
8	财经界（学术版）	10	20	上海食品药品监管情报研究	6
9	卫生经济研究	9	21	江苏卫生事业管理	6
10	中国卫生资源	8	22	中国卫生事业管理	5
11	行政事业资产与财务	8	23	解放军医院管理杂志	5
12	现代医院管理	7	24	价格理论与实践	5

三、我国公立医院外部监管领域内容分析

学术论文的关键词通常由发文者依据文章核心内容主观标注形成,是对文章内容的高度总结,表征着文献的基本信息,但文献作者主观标注的关键词通常与作者的标引经验密切相关,甚至存在着针对同一研究主题,文献作者的标引方式不同。因此,笔者在初始文献题录信息采集后,针对文献关键词部分进行了数据清洗工作,主要包括:① 同义或相近关键词的归并,如"新农合"与"新型农村合作医疗"归并为"新型农村合作医疗"、"监管"与"监督管理"归并为"监管"等;② 剔除了部分无实际分析意义标引词,如统一剔除了单个存在的"问题"、"建议"、"对策"等,最终得到了相异关键词2 417个。

通过高频关键词及其共现关系可初步了解某一时间段某一科研领域的研究现状及重点,表3-2及图3-2分别给出了2000—2014年我国公立医院外部监管研究领域高频关键词列表及其共现知识图谱,需要说明的是:表3-2限于文章篇幅,仅给出了词频高于9次且具备实际分析意义的关键词;图3-2中关键词连接线的粗细代表关键词的共现次数。

表3-2 2000—2014年我国公立医院外部监管研究领域学术论文高频关键词列表

序号	关键词	词频	序号	关键词	词频
1	财务监管	71	9	公立医院改革	17
2	质量监管	35	10	药品监管	15
3	政府监管	27	11	管办分离	13
4	医疗质量	26	12	新医改	13
5	卫生行政部门	22	13	医疗质量监管	12
6	医疗机构	22	14	监管机制	12
7	价格监管	20	15	医疗保险	11
8	体制改革	18	16	医疗器械监管	10

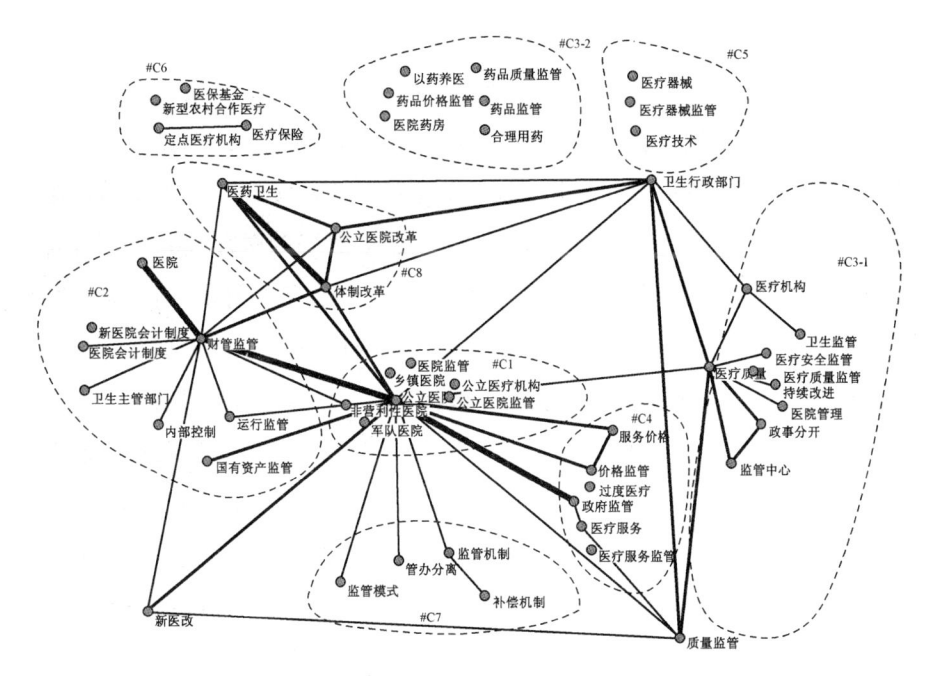

图 3-2 2000—2014 年我国公立医院外部监管研究领域
学术论文高频关键词共现知识图谱

根据表 3-2 及图 3-2 可以直观发现：

（1）2000—2014 年我国公立医院外部监管研究领域学者研究较多的监管主体为政府以及卫生行政部门，关键词频次分别为 27 次及 22 次。此外医疗保险机构作为独立于患者及公立医院的第三方机构，具备着强于患者及其利益相关者的判断能力及谈判能力，通过审核及支付方式等手段对公立医院的医疗服务、医药费用等进行监管[37]，领域内学者对此选题的研究同样有所涉及（相关关键词如图 3-2 中♯C6）。此外，近年来领域内部分学者基于利益相关者理论，认为完善的医疗服务监管体系中应该有公众的参与并对公众参与的意愿进行了研究[38]。

（2）公立医院外部监管范围的正确界定是我国医疗卫生体系规范运转的重要前提。2000—2014 年领域内学术文献显示我国学者关注较多的公立医院外部监管内容主要包括：公立医院的财务监管、医疗服务监管、医疗质量监管以及医疗器械监管四个方面。① 公立医院的医疗财务监管主要是卫生主管部门结合内部监管方式对医院的财务运行状况进行监管，建立公立医院收支监管办法，促进公立医院的正常运转，保证安全有效低价的基本医疗服务，防止国有资产的流失[39]。② 公立医院的医疗服务监管主要表现为两个方面：一为医疗服务的质量，二为医疗服务的价格，前者是对某个确定服务项目的特征进行规范，是对该服务项目的一种评判，医疗服务质量及医疗服务质量监管对于实现人人享有基本医疗卫生服务具有"质"的意义[40]；后者对完善医疗机构补偿机制，减轻患者的疾病负担具有重要的意义。对于公立医院的医疗服务监管通常以政府为监管主体，因此，在图3－2中代表政府监管的关键词节点与医疗服务联系紧密（♯C4）。③ 对公立医院的医疗质量进行监管是确保医疗安全的重要前提，医疗的安全性是医院管理的核心主题和重要内容，对我国公立医院医疗质量的外部监管主要表现为医疗安全监管（♯C3－1）及药品质量安全监管（♯C3－2）两个维度。2008年颁布的《医院管理评价指南（2008年版）》表明国内已经具备了良好的医疗质量监管理念，医疗质量监管体系已日趋完善，形成了以卫生行政部门为主导，专业卫生机构、第三方组织积极参与的多方监管体系[41]。④ 医疗器械作为一种特殊的商品，与人民群众的生命财产安全息息相关，对公立医院的医疗器械进行良好的监管有助于提供高效、安全的医疗服务，营造健康的竞争环境，因此，我国公立医院医疗器械外部监管构成了医院行政监管中的重要组成部分，相关关键词如图3－2中♯C5所示。

（3）公立医院监管的体制机制研究构成我国公立医院外部监管领域研究学者的又一研究重点（图3－2中♯C7），相关关键词出现频率较高，此类学者着重将国外医院监管模式引入国内，试图吸收国外的先进经验，在具体国情下推进我国公立医院体制机制改革的进程。

本章基于图书情报学领域的文献计量学分析方法，从文献发表年度、文献刊载期刊以及作者关键词三个维度对中国知网文献数据库内"我国公立医院外部监管"领域的文献展开分析,研究表明我国公立医院外部监管领域研究不断深化,研究视角由早期的理论探讨、现状调研、国外经验介绍等调研阶段逐步深入细化为结合我国的具体国情探讨在新医改背景下,我国公立医院的监管范围、监管主体、监管的体制机制等方面;从刊载来源文献的期刊可以看出,我国公立医院外部监管所涉及的研究领域囊括卫生管理、经济、医疗保险等各个方面;关键词共现分析揭示了我国公立医院外部监管研究领域的研究现状,发现政府以及卫生行政部门是公立医院外部监管的主体构成部分,领域内部分学者基于利益相关者理论、激励相容理论探讨其他监管主体的辅助监管作用,各监管主体集中于对公立医院的财务、医疗服务、医疗质量以及医疗器械展开监管,监管的主要目的是为了加快推进医药卫生体制的改革。

第四章
公立医院外部监管的逻辑起点与理论应用

目前我国公立医院在全国医疗卫生机构的比重达 70% 以上,承担了我国 90% 以上的医疗卫生服务工作[42]。公立医院已成为我国医疗服务提供的主体,承担着保障人民群众健康水平的重要责任。虽然公立医院的规模越来越大,在社会中的地位也越来越重要,但在发展中出现的诸多问题,使人民群众难以满意[43]。公立医院作为政府投资设立的非营利组织,其基本特征是公益性,不是以追求利润为导向。随着我国公立医院改革向纵深发展,建立并完善我国公立医院外部监管体系,使公立医院在科学、规范、合理的监管体系下运行,对实现医疗公平、维护社会正义具有重要意义。而要建立规范合理的外部监管体系,厘清其逻辑发展规律以及运行过程中可能依据的理论,是至关重要的前提。

第一节 公立医院外部监管的逻辑起点的基本概念

通常意义上,监管是指依据一定的规则对特定的个人或特定的组织主体的活动进行规范与限制的行为[6]。公立医院的监管来自医院内部和外部两个方面。外部监管机制是指由公立医院之外的组织、机构和人员对医院管理者的管理行为以及与医院发展密切相关的各种因素进行监督和约束的机制,外部监管的主体应该包括政府行政机构、行业协会、社会团体、公民个体、公共媒介等[11]。而任何理论要想成为科学的理论,其本身必须具有严密的、内在的联系。客观性和逻辑性是对理论两个基本的要求,客观性反映的是理论和现实的一致程度,逻辑性反映的是构成理论体系的概念、范畴、原理之间的严密性和关联度[44]。故要建立理论体系,首先必须确定一个最基本的范畴作为其体系理论演绎的出发点,即逻辑起点。

所谓逻辑起点,指研究对象(任何一种思想、理论、学说、流派)中最简单、最一般的本质规定,即构成研究对象最直接和最基本的单位[45]。它是理论体系的思维起点,是从具体上升到抽象的逻辑行程中所历经的首要环节,是研究对象系统中的核心要素,是促使整个逻辑体系得以发展和丰富完整的一个初始的规定,既是理论的出发点和着眼点,又是理论的立足点和落脚点。关于逻辑起点的规定性,主要根据黑格尔的《逻辑学》和马克思的《资本论》中确定逻辑起点的方法而总结,可以概括为[46]:① 逻辑起点是理论体系中最直接、最简单、最基本、最抽象的范畴;② 逻辑起点是构成体系的细胞和元素;③ 逻辑起点和逻辑终点是辩证统一的;④ 逻辑起点与历史起点相一致。黑格尔和马克思以及其他前人对逻辑起点其规定性的研究,为我们研究确立公立医院外部监管理论体系的逻辑起点提供了重要的参考和依据。

通过分析考察公立医院外部监管的特征和规律,回溯其实践发展的历史,按照逻辑起点的内在规定性,对公立医院外部监管相关的若干基本范畴进行比较分析,发现"公立医院行为"这个基本范畴可以作为公立医院外部监管理论体系的逻辑起点。公立医院行为是指公立医院及其内部人员有目的、有意识地采取各种手段和方法,为实现公立医院的职能和医院目标而进行的活动。

第二节　公立医院外部监管的逻辑起点

一、"公立医院行为"是公立医院外部监管体系中最直接、最基本、最简单、最抽象的范畴

马克思的《资本论》从"直接存在"的商品开始，建立起了资产阶级社会经济范畴产生和发展的逻辑结构。由于准确地确立了逻辑起点，故《资本论》具有了严密的逻辑性和严格的科学性。只有在认识"存在"的基础上，通过人的能动反映在思维中再现一个完整的事物，才能揭示事物的本质规律。"公立医院行为"从形式上是逻辑的、抽象的，从内容上是现实中的原型在逻辑上的再现，是公立医院外部监管理论体系构建的最基本、最普通、最常见的"直接存在"，是以最基本的形式呈现的。它是整个理论体系得以建立的客观基本存在，潜在地包含着这一理论体系全部的形式、内容、范畴、概念及规律，研究复杂的监管行为、监管矛盾关系及监管系统整体等，应该从研究公立医院行为开始。基于此，"公立医院行为"应该是最简单、最基本的分析单位，无法对其再分割，否则不能保持逻辑及其所反映对象的一致性。此外，说公立医院是最抽象的范畴，指的是在理论体系对象限度内它是最抽象的，而非无限的抽象。每一个理论体系的基本范畴既不能抽象不足，也不能抽象过度，只有在适当的范围内抽象概念才能准确反映研究对象的本质规定性，否则就不再是此事物而是其他事物了。

事实上，"公立医院行为"的内涵是非常丰富的，所以它才能在初始的状态中包含了由它发展起来的全部监管矛盾和监管关系。有的学者认为"医疗服务"是公立医院外部监管的逻辑起点，而这并不符合逻辑起点的规定性。其一，"医疗服务"并不是公立医院所独有的现象，民营医院、私人诊所等都会存在医疗服务行为，在这一意义上其有抽象不足的问题。其二，"医疗服务"是"公立医院行为"的主要范畴之一，但并不是全部。医疗行为是公立医院为实现其职能和目标定位的重要行为方式，其他的如公立医院实现发展而进行的扩张建设，内部的人事、财务等管理行为，与医疗服务密切相关的药品、医疗设备与器械的采购等等，亦都是"公立医院行为"的重要内容。故"公立医院行为"是公立医院外部监管理论体系研究的较为合理的抽象，作为逻辑起点能够使公立医院外部监管理论体系得到较为合理的逻辑推演和构建，不以其他事物为前提，亦不以其他事物为中介，能够反映其最一般的本质规定性。

二、"公立医院行为"是公立医院外部监管理论体系的细胞和元素

马克思曾指出："最一般的抽象总是产生在最丰富的具体发展的地方，在那里，一种东西为所有东西所共有。"[47]说明理论体系的逻辑起点是一切矛盾的"胚芽"与事物发展的雏形，应具备普遍性的特征，不是个别偶然的存在。"公立医院行为"从各类具体的医院相关活动、医院现象中抽象出共同特征，普遍适用于公立医院外部监管矛盾、监管关系建立的各个方面，是具有普遍特征的"细胞"和"元素"。

我们可以将现实中的公立医院行为归纳为医疗服务行为、内部管理行为、医院发展建设行为、外部公共关系处理行为等不同维度，而这些不同维度行为，无论各自内容和表现、形式、运行规律有何差异，但它们都应是为保障人民群众健康水平、解决群众"看病难、看病贵"问题、实现公益性而采取的。因此，"公立医院行为"是体现医院各维度实践活动的共同特征的"细胞"和"元素"，其以"胚芽"形式蕴含着研究对象从低级到高级的运动发展，是公立医院外部监管理论体系的基本范畴与中心纽结。

三、"公立医院行为"是公立医院外部监管的逻辑起点也是终点

逻辑是人们的思维理论，而理论是对历史和现实的反映。任何理论都有逻辑起点、逻辑中介和逻辑终点,只有把握好了这三点,才能把握这一理论的"纲"[48]。正如黑格尔所说,有起点则须有终点,终点是起点之目的,起点在终点中实现[49]。实质上这是一个从逻辑起点开始,经由一系列概念、范畴等构成中介环节,逐步演绎至逻辑终点的螺旋上升的过程。

笔者认为,公立医院外部监管体系的逻辑行程是以"公立医院行为"逻辑起点为开端,经由"外部监管体系"这一中介,最终达到"公立医院行为优化"这一终点。作为"直接存在"的"公立医院行为"是人们认识公立医院外部监管的开端,而"公立医院外部监管体系"是在认识公立医院行为存在的基础上,为引导、调节、控制及保障这一行为活动而实施的监管体制机制、主体架构与组织机构、组织形式、方针政策以及监管行为规范等等。"公立医院外部监管体系"这一范畴概括反映了由公立医院行为而引发的各种监管关系,发挥着整合优化公立医院社会矛盾与关系的重要功能,是"公立医院行为优化"的逻辑前提。

把"公立医院行为优化"作为逻辑终点,把全部公立医院外部监管活动的意义最终又落实到"公立医院行为"上,它既是公立医院外部监管的目标,又是更进一步进行监管活动的起点。我国的卫生事业是政府实行的具有一定福利性的社会公益事业,公立医院作为我国医疗卫生服务的主要提供者,其应不断改进行为,以增进群众健康幸福和体现更大的公益性为最终价值追求。

四、"公立医院行为"是公立医院外部监管体系的起点,同时也是历史的起点

某一理论的逻辑起点,亦是其所反映对象的历史开端。在理论上作为起点的东西,在历史上也应该是最初的,正如恩格斯所说:"历史从哪里开始,思想进程也从哪里开始。"[50]改革开放以来,为了提高公立医院的效率,改变看病难状况,国家实行了"简政放权"的政策,扩大了公立医院的经营自主权,在一定历史阶段允许了"以药补医"等行为存在。由于医疗卫生服务产品以及医疗服务市场结构的特殊性,加之对其监管体系的不健全、不完善,公立医院在市场经济条件下如鱼得水,在增加服务供给的同时,规模普遍越来越大,趋利行为越来越严重,医疗费用上涨,严重偏离了公立医院的公益性,造成新的"看病难、看病贵"问题。在这种现实的历史背景条件下,我国政府逐渐意识到建立有效的公立医院监控体系框架、实施有效的监控措施、保证公立医院健康发展、促进公立医院公益性回归的重要性。2010年由国家卫生和计划生育委员会、中央编办、国家发展改革委、财政部以及人力资源社会保障部五部委联合发布的《关于公立医院改革试点的指导意见》中就明确提出要加强卫生行政部门医疗卫生服务的监管职能,完善监管机制,加大公立医院的运行监管力度,建立社会多方参与的监管制度,充分调动社会各方面对公立医院进行监督的积极性。可见,"公立医院行为"作为公立医院外部监管体系的逻辑起点,是与历史起点相一致的。从根本上说,这是物质存在决定意识,意识反映现实存在的正确体现。

第三节　公立医院外部监管的理论应用

一、公立医院行为的特殊性

首先,医疗服务具有一定的特殊性,除变异性、无形性、不可分割性和不可贮存性等普通服务的共有特征外,还具有医疗服务需求价格缺乏弹性、信息的不对称性、服务的差异性、消费的不可预知性、效应的滞后性、预后的不确定性以及难以逆转性等特征。显然,这些特征使得医疗服务成为具有特殊性质的服务产品。尤其是医患之间信息的不对称性,容易导致医生诱导患者需求和规避责任。同时,医疗保险第三方付费制度的实施,易导致道德风险的发生,浪费医疗卫生资源。此外,公立医院的规模扩张行为,是否符合政府的卫生规划,也需要监管。因此,公立医院行为所具有的特殊公益性,医疗服务行为的特殊专业性以及诱导需求、道德风险现象的存在等,决定了应建立完善的外部监管体系来对其进行必要的干预。

二、博弈论理论与公立医院外部监管

博弈是指决策主体基于直接相互作用的环境条件,根据所掌握信息及对自身能力的认知选择各自的策略或行动,做出有利于自己的决策的行为,以实现利益最大化和风险成本最小化的过程[51]。监管与被监管的较量就是博弈,博弈最优化就是博弈双方的利益最大化。博弈论作为一种分析工具,包含了静态博弈、动态博弈、不完全信息博弈等理论分析模型。

在公立医院外部监管层面,监管主体是否要对公立医院行为进行监管以及在什么程度上进行监管,医院是否采取不合理、不规范手段来获得不当利益,监管主体和医院双方都要做出抉择。公立医院是否采取不当行为的策略选择主要与不当行为带来的收益以及社会效益损失、监管主体的惩罚有关。监管主体的监管行为选择主要与监管带来的收益和监管成本大小有关。显然,在博弈论视角下,对公立医院的外部监管还应继续完善法律体系,加大惩处力度;加强监管体系建设,降低成本;充分发挥社会监管的作用以及健全行业自律。

三、委托代理理论与公立医院外部监管

委托代理理论是 20 世纪 60 年代末 70 年代初兴起的经济学理论,实质是研究在委托人需对代理人行为的后果承担相应风险的前提下,委托人与代理人之间的关系及相互作用的结果及其调整[52]。当前,越来越多的委托代理背景存在信息不对称、委托人和代理人利益相冲突的现象,委托人如何设计最优的契约激励并约束代理人,成为委托代理实践的中心任务。从委托代理理论角度考虑,公立医院外部监管的研究中涉及多对委托代理关系:

公立医院和政府之间,政府作为委托人,显然期望公立医院能够最大程度地发挥公益性,而公立医院作为代理人,在当前的环境条件下,必有自身的利益考量;患者和政府之间,患者作为委托人,期望政府能够在最大程度上保障自身的健康权益,而政府作为代理人,在实践中却可能困难重重。其他的委托代理关系还有政府和行业协会、患者与医疗保险机构之间等。将这些委托代理关系厘清,进一步明确不同利益相关方在公立医院监管体系中的利益与约束关系,在更大程度上实现激励相容,才能够较为全面地为完善公立医院外部监管体系奠定基础。

四、利益相关者理论与公立医院外部监管

利益相关者理论最早应用于企业管理和公司治理,是 20 世纪 60 年代开始在长期奉行外部控制型公司治理模式的国家(美国、英国等)中逐步发展起来的。该理论与传统股东至上理念的区别主要在于,其认为任何企业的发展都不可能完全离开各种利益相关者的投入或参与,这些相关者包括了债权人、股东、消费者、供应商甚至雇员等[53]。美国经济学家弗里曼于 1984 年给出了利益相关者一个广义的定义:那些能够影响组织目标实现以及在组织目标实现过程中被影响的任何个体和群体。这个定义不仅将组织中的个体和群体定义为利益相关者,更为重要的是正式将政府部门、社区、社会组织者等纳入利益相关者管理研究的范畴,大大扩展了利益相关者的内涵,成为界定利益相关者的一个标准范式。显然,讨论公立医院外部监管体系范畴中的利益相关者,包括了医院、管理者、医生、政府卫生行政部门、患者及社会公众、医疗保险机构、医疗行业协会、药品器械供应商等。不同的利益相关者拥有不同的资源,参与公立医院外部监管体系建立的目标、动机、支持程度、方式方法等也会各异,只有充分考虑各利益相关方的利益诉求,在合理的制度安排下建立利益平衡机制,才能在各个利益相关者理性的主观动机下最终实现集体理性的客观结果。

五、新公共管理理论、多中心治理理论与公立医院外部监管

传统的"市场"或者"政府"的资源配置二分法模式容易导致"市场失灵"或"政府失灵"的发生,越来越不能满足公共事务治理的需求。基于此,制度学派的代表人物埃莉诺·奥斯特罗姆与文森特·奥斯特罗姆夫妇提出了"多中心治理"理论,成为新公共管理理论诸多主张中的代表性理论[54]。其核心思想是在市场与政府之间,公共事务治理存在着多种可能方式,由于不同主体在结构、功能、外部运行环境等方面的差异性与互补性,可以有效解决采用某种单一治理方式无法解决的问题,从而实现治理优化[54]。显然,此理论强调公共治理结构的多元化,公共部门、私人部门、社区组织均可在公共治理中发挥作用。治理主体多元化与结构多层次化,突破了单纯政府的范围。公民、私人部门、公共部门之间的良性互动与精诚合作,可以提高治理效率、增加效益。

显然,在公立医院外部监管体系构建过程中,要形成政府主导、公民作为主体、社会力量多方参与的局面,通过共同目标来提高治理力度,构建融合多中心决策机制、监督评价机制在内的公立医院外部监管模式。通过彼此合作支持和交流资源,弥补政府和市场在公立医院外部监管资源方面的不足,成为政府和市场监管的有效补充。

以上从理论视角阐述了公立医院外部监管的必要性以及在外部监管体系构建过程中可能应用的理论。公立医院外部监管理论体系构建的逻辑起点是公立医院行为,公立医院行为的特殊性又决定了必须建立和完善合理高效的外部监管体系,才能有效保证公立医院运行的正确方向。在监管的过程中,应不拘一格地根据不同理论探索监管实践。如图4-1所示,我们绘制了公立医院外部监管体系的一个示意图。

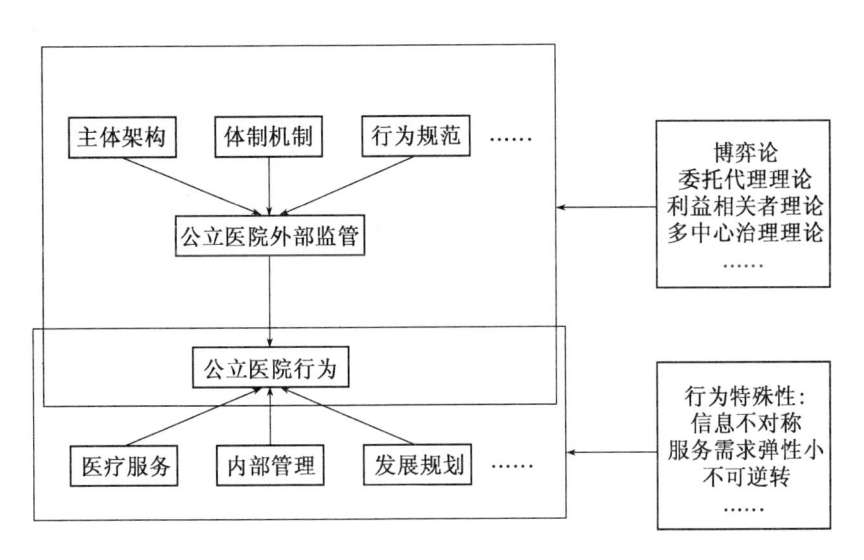

图 4-1 公立医院外部监管体系示意图

本章探讨了公立医院外部监管理论体系的逻辑起点以及在实践过程中可能的理论依据,期望通过外部监管体系和机制的完善,与内部治理形成制衡,更加公正客观地平衡各方主体的利益诉求。通过加强和优化外部监管实践,促进公立医院内部机制创新和治理效率提高,改变其过分追求经济利益的导向,推动公立医院自身发展,维护患者权益和公立医院的公益性。

第五章
公立医院外部监管的国际比较

第一节 国内公立医院外部监管实践

公立医院外部监管机制是指由公立医院之外的组织、机构和人员对医院管理者的管理行为以及与医院发展密切相关的各种因素进行监督和约束的机制。外部监管的主体应该包括行政机关、行业协会、民间组织、社会团体和公共媒介等。公立医院的监管问题直接关系到医疗服务能否有效提供,但目前我国公立医院监管领域存在较多的问题。医疗服务监管担负着保障医疗服务安全、有效的重要职责。我国医疗卫生改革能否与医疗服务需求相适应,很大程度上取决于是否有完善的公立医院治理与监管体系。

一、卫生管理体制改革

我国卫生管理体制的改革一直都在持续推进,自1997年《中共中央、国务院关于卫生改革与发展的决定》和《国务院关于建立城镇职工基本医疗保险制度的决定》颁布实施以后,加上国家政治体制、经济体制等宏观体制改革的逐渐深入,如政府机构改革、税收政策改革、公共财政的建立、加入

WTO、21世纪新一轮全面改革的推动等,促使卫生管理体制的改革也向深层次发展。

(一)改革目标

我国卫生管理体制改革的目标是:建立适应社会主义市场经济要求的卫生管理体制,合理配置并充分利用现有的卫生资源,提高卫生资源利用率,加强卫生行业监督管理,促进卫生机构和医药行业健康发展,让群众享受到价格合理、质量优良的医疗卫生服务,提高人民的健康水平。概括起来:一是要明确政府职责,转变职能,实现政事分开;二是建立符合社会主义市场经济规律和人民健康需求的卫生服务体系;三是建立权责明晰、富有生机和活力的医疗机构管理体制,使医疗机构真正成为自主管理、自我发展、自我约束的法人实体。

(二)改革原则

1. 政事分开

合理划分和明确卫生行政监督管理与卫生技术服务职责,理顺和完善卫生监督体制,组建专一的卫生监督队伍,将原来分散在各事业单位的监督管理职能统一起来,成立卫生监督所,实现卫生监督工作法制化,将原来由卫生行政部门承办的事务性工作交由事业单位、社会团体和中介组织完成。

2. 探索全行业管理

在实施区域卫生规划的基础上,取消医疗机构的行政隶属关系和所有制界限,完善有关规章制度,健全医疗服务技术规范,合理划分卫生监督与卫生技术服务职责,理顺和完善卫生监督体制,依法行使卫生行政监督职责,积极应用法律、行政、经济等手段加强宏观管理。

3. 提供优质的服务

对卫生管理体制进行改革、调整、重组的最终目的就是为广大居民提供安全、有效、优质、快捷、方便、价廉的卫生服务,使疾病得以治疗、预防和控制,公共卫生秩序得以有序维持,人民的健康利益得以保护。

4. 适应市场经济体制

现行的卫生管理体制是 20 世纪五六十年代计划经济体制的产物,我国现行的经济体制是社会主义市场经济体制,因此,卫生改革要以此为背景,引入市场经济条件下行之有效的竞争机制、价格机制、用人机制等,促进卫生事业健康发展。

5. 总体规划,逐步到位

卫生体制改革是一个非常复杂的系统工程,不仅是卫生系统内要进行全面的改革,还涉及与卫生系统直接或间接相关的其他系统、部门,如财政、计划、价格、民政、社会保障等,不可能一蹴而就,必须统筹规划、分步进行、逐步到位。

(三)卫生管理体制改革的内容

1. 行政管理体制改革

主要表现为三个方面:一是建立和完善医疗卫生机构、从业人员、医疗卫生技术应用和大型医疗技术设备的准入制度,严把准入关。由于医疗卫生行业不同于其他工商行业,它关系到每个人的身体健康和生命安全,对准入要从严把关。二是完善各项规章制度,健全医疗服务技术规范,使从业机构和从业人员有法可依,有规范可操作。三是加强监督管理,成立专业卫生监督管理组织和队伍(如卫生监督所),运用法律、行政和经济等手段加强宏观管理,使守法者得到保护,违法者得到惩处。

2. 医疗服务体制改革

医疗服务体制的改革是建立在实施区域卫生规划的基础上,打破医疗机构的行政隶属关系和所有制界限,建立新的医疗机构分类管理制度,建立健全社区卫生服务、综合医院和专科医院合理分工的医疗服务体系。

3. 预防保健体制改革

坚持预防为主的方针,建立综合性预防保健体系,负责公共卫生、疾病预防和控制、保健领域的业务技术指导任务,并提供技术咨询,运用预防医学的理论和方法,调查处理传染病流行、中毒等公共卫生突发事件。要求改革过程中遵循"区域覆盖"和"就近服务"的原则,将分散、服务对象单一的预防保健机构科学合理地精简归并,形成综合性预防保健机构。

4. 卫生监督体制改革

将原由各卫生事业单位,如卫生防疫站、地病所(站)、保健所承担的卫生监督职能集中,根据实际情况对原有机构适当加以精简、归并、调整,组建卫生监督所,专职承担卫生监督任务,将分散的、多头的监管组建成统一的监管机构。卫生监督所是同级卫生行政部门在其辖区内,依照法律、法规行使卫生监督职责的执行机构。卫生监督的重点是保障各种社会活动中正常的卫生秩序,预防和控制疾病的发生和流行,保护公民的健康权益。卫生监督的管理范围包括卫生许可管理,还包括对各级各类卫生机构、个体诊所和采供血机构的监督管理,以及卫生专业人员的执业许可和健康许可。

5. 其他卫生体制改革

如原由卫生部门承担的药品监督管理的药政、药检职能交给国家药品监督管理局;将国境卫生检疫、进口食品口岸卫生监督检验职能交给国家出入境检验检疫局,委托国家出入境检验检疫局负责口岸检疫传染病和监测传染病名录的制订、调整职能;将医疗保险职能交给劳动和社会保障部;将卫生建设项目的具体实施,质量控制规范的认证,教材编写,专业培训及考试和卫生机构、科研成果、相关产品的评审等辅助性、技术性及服务性的具体工作,交给事业单位和社会团体;卫生学校的管理逐步交给教育部门,在部分地方有些医学院校已经和其他类别的院校进行重组。

二、卫生运行机制改革

(一)改革医疗机构的运行机制

1. 扩大公立医疗机构的运营自主权

实行公立医疗机构的自主管理,建立健全内部激励机制与约束机制。

2. 实行医院后勤服务社会化

凡社会能有效提供的后勤保障,都逐步交给社会去办,通过医院联合,组建社会化的后勤服务集团。

3. 医疗机构人事制度和分配制度改革

按照精简、效能的原则定编定岗,公开岗位标准,鼓励员工竞争,实行双向选择,逐级聘用并签订合同,执行内部考核制度和患者反馈制度。

(二)完善卫生管理运行机制

1. 转变基层医疗卫生机构运行机制

政府举办的城市社区卫生服务中心(站)和乡镇卫生院等基层医疗卫生机构,应当严格界定服务功能,明确规定,使用适宜技术、适宜设备和基本药物,为广大群众提供低成本服务,维护公益性质。

2. 规范公立医院运行机制

公立医院要遵循公益性质和社会效益原则,坚持以病人为中心,优化服务流程,规范用药、检查和医疗行为。建立和完善医院法人治理结构,明确所有者和管理者的责权,形成决策、执行、监督相互制衡,有责任、有激励、有约束、有竞争、有活力的机制。推进医药分开,积极探索多种有效方式,逐步改革以药补医机制。通过实行药品购销差别加价、设立药事服务费等多种方式逐步改革或取消药品加成政策,同时采取适当调整医疗服务价格、增加政府投入、改革支付方式等措施完善公立医院补偿机制。进一步完善财务、会计管理制度,严格预算管理,加强财务监管和运行监督。

(三)非营利性医疗机构管理运行机制改革

1. 财政补助方式改革

(1) 补助原则

保证政府对卫生事业行使管理和监督职责,支持卫生医疗机构向社会提供良好的公共卫生服务,改善基本医疗卫生服务条件,不断提高人民健康水平。

(2) 补助范围和方式

各级政府卫生行政部门及卫生执法监督机构履行卫生管理和监督职责所需经费由同级财政预算支出，包括人员经费、公务费、业务费和发展建设支出。疾病控制和妇幼保健等公共卫生事业机构向社会提供卫生服务所需经费，由同级财政预算和单位上缴的预算外资金统筹安排。政府举办的县及县以上非营利性医疗机构以定项补助为主，由同级财政予以安排。补助项目包括医疗机构开办和发展建设支出、事业单位职工基本养老保险制度建立以前的离退休人员费用、临床重点学科研究经费、由于政策原因造成的基本医疗服务亏损补贴。对中医、民族医、部分专科医疗机构要给予适当照顾。政府举办的社区卫生服务组织以定额补助为主，由同级财政予以安排。卫生事业预算内基建投资项目主要包括：公立非营利性医疗机构、疾病控制及妇幼保健等事业机构、卫生监督执法机构的新建、改扩建工程和限额以上的大中型医疗设备购置。其建设资金可由同级计划部门根据项目的功能、规模核定安排。

2. 价格管理方式改革

运用价格杠杆，拉开医疗服务档次，分流不同病情的患者，便于病人进行选择。价格管理涉及两大块，一是药品价格的管理，二是医疗服务价格的管理。

(1) 药品价格管理

药品价格管理改革的目的是适应建立社会主义市场经济体制的要求，促进药品市场竞争，降低医药费用，让患者享受到质量优良、价格合理的药品。

(2) 医疗服务价格管理

医疗服务价格管理改革是为适应社会主义市场经济体制的要求，满足人民群众的基本医疗服务需求，促进医疗机构之间的有序竞争和医疗技术进步，降低服务成本，规范医疗服务价格项目。

3. 人事管理制度改革

人事制度改革是卫生改革的瓶颈,很大程度上制约着整个卫生改革的深化。实行人事制度改革是为了更好地适应社会主义市场经济的发展,适应医药卫生体制改革的需要,逐步建立起有责任、有激励、有约束的运行机制。改革的目的是:建立符合卫生工作特点,政事职责分开,政府宏观管理、依法监督,单位自主用人,人员自主择业,科学管理,配套设施完善的管理体制;基本建立起人员能进能出,职务能上能下,待遇能高能低,人才结构合理,有利于优秀人才脱颖而出,充满生机和活力的运行机制;彻底打破身份界限,废除终身制,将"单位人"变为"社会人"。

4. 分配方式改革

积极开展按生产要素参与分配的改革试点,研究探索技术、管理等生产要素参与分配的方法和途径。根据不同岗位的责任、技术劳动的复杂程度和承担风险的大小、工作量的大小等不同情况,将管理要素、技术要素、责任要素一并纳入分配因素,确定岗位工资,按岗定酬。拉开分配档次,向关键岗位和优秀人才倾斜,对于少数能力、水平、贡献均十分突出的技术和管理骨干,可以通过一定形式的评议,确定较高的内部分配标准。

5. 办医体制改革

国家对医疗机构进行分类管理,并出台一系列政策,创造条件,为不同类型医疗机构的发展创造平等竞争的环境,支持、鼓励和引导个体、私营、中外合资合作、股份制等民营医疗机构的健康发展,同时探索非营利性医疗机构良性发展的有效途径。目的就是要发展多样化、多种形式办医模式,形成公平、有序的竞争。

三、基本医疗保障制度的改革

我国医疗保障体系以基本医疗保险和城乡医疗救助为主体,还包括其他多种形式的补充医疗保险和商业健康保险。基本医疗保险由城镇职工基本医疗保险、城镇居民基本医疗保险和新型农村合作医疗保险构成,分别从制度上覆盖城镇就业人口、城镇非就业人口和农村人口。在综合考虑各方面承受能力的前提下,通过国家、雇主、集体、家庭和个人责任明确、合理分担的多渠道筹资,实现社会互助共济和费用分担,满足城乡居民的基本医疗保障需求。

城乡医疗救助是我国多层次医疗保障体系的网底,主要由政府财政提供资金,为无力进入基本医疗保险体系以及进入后个人无力承担共付费用的城乡贫困人口提供帮助,使他们能够与其他社会成员一样享有基本医疗保障。

补充医疗保险包括商业健康保险和其他形式的补充医疗保险,主要是满足基本医疗保障之外较高层次的医疗需求。国家鼓励企业和个人通过参加商业保险及多种形式的补充保险解决基本医疗保障之外的需求。

(一)城镇职工基本医疗保险制度

我国的城镇职工基本医疗保险制度是在传统的公费医疗和劳动医疗保险制度(简称劳保医疗)的基础上发展而来的,这两种医疗保险制度在新中国成立后的较长时间内在保障职工基本医疗需求方面发挥了重要作用,然而,该制度也存在着覆盖范围过窄、费用节约意识缺乏、卫生资源浪费严重、管理和服务效率低下等问题。因而,从20世纪80年代开始,我国开始对传统职工医疗保障制度进行了一系列的改革。1998年12月,国务院颁布了《关于建立城镇职工基本医疗保险制度的决定》,基本上确定了新的城镇职工基本医疗保险制度的总体框架,奠定了全国统一的城镇职工基本医疗保险制度的基础,同时推动了全国各地职工基本医疗保险制度改革的深入发展。一个新的以"社会统筹与个人账户"相结合的城镇职工基本医疗保险制度已在我国基本确立。

1. 明确覆盖范围

城镇所有用人单位,包括企业(国有企业、集体企业、外商投资企业、私营企业等)、机关、事业单位、社会团体、民办非企业单位及其职工,均为城镇职工基本医疗保险制度的覆盖对象。

2. 建立共同缴费制度

基本医疗保险费由用人单位和个人共同缴纳,体现了国家社会保险的强制性特征以及权利与义务的统一。用人单位缴费率为职工工资总额的6%左右,职工缴费率一般为本人工资收入的2%。

3. 建立统筹基金和个人账户制度

基本医疗保险基金由社会统筹使用的统筹基金和个人专项使用的个人账户基金组成。个人缴费全部划入个人账户,单位缴费按30%左右划入个人账户,其余部分建立统筹基金。统筹基金和个人账户统筹要分开管理,分别核算,不得挤占个人账户。统筹基金主要用于支付住院(大病)医疗费用,个人账户主要用于支付门诊(小病)医疗费用。

4. 建立有效制约的医药服务管理机制

建立有效制约的医药服务管理机制一方面是保证基本医疗保险投入获得良好的基本医疗保险服务,使参保人员获得切实的基本医疗保障,另一方面是保证基本医疗保险基金的合理支出、有效使用,保证收支平衡,维持基本医疗保险制度的正常运行。具体内容包括:对医疗机构和药店实行定点管理,并制定基本医疗保险药品目录、诊疗项目和医疗服务设施标准,医疗保险经办机构与定点医疗机构及定点药店按协议规定的结算办法进行费用结算。

5. 建立基金监管制度

为确保医疗保险基金的安全,采取的措施主要有:一是医疗保险基金纳入财政专户管理,专款专用;二是医疗保险基金实行收支两条线管理;三是建立定期审计制度,对医疗保险基金的收支情况进行定期审计;四是接受社会监督。

6. 规定特殊人员的医疗待遇

对离休人员、老红军、革命伤残军人、退休人员、国有企业下岗职工以及国家公务员等特殊人员的医疗待遇也做了具体的规定。

(二) 城镇居民基本医疗保障制度

鉴于城镇职工基本医疗保险制度覆盖范围的有限性,为了有效解决更多城镇居民的基本医疗保障问题,国务院于2007年7月出台了《国务院关于开展城镇居民基本医疗保险试点的指导意见》(以下简称《指导意见》),为我国城镇居民基本医疗保险试点工作的开展确定了基本框架,同时也提供了政策支持。

城镇居民基本医疗保险以家庭缴费为主,政府给予适当补助。参保居民按规定缴纳基本医疗保险费,享受相应的医疗保险待遇,有条件的用人单位可以对职工家属参保缴费给予补助。国家对个人缴费和单位补助资金制定税收鼓励政策。

城镇居民基本医疗保险基金重点用于支付参保居民的住院和门诊大病医疗费用,有条件的地区也可尝试支付门诊医疗费用。城镇居民基本医疗保险基金应纳入社会保障基金财政专户统一管理、单独列账。试点城市要按照社会保险基金管理等有关规定,严格执行财务制度,加强对基本医疗保险基金的管理和监督,探索建立健全基金的风险防范和调剂机制,确保基金安全。

(三) 新型农村合作医疗制度

2003年1月16日《国务院办公厅转发卫生部等部门关于建立新型农村合作医疗制度意见的通知》(以下简称《意见》),明确了新型合作医疗制度的定义:"新型合作医疗制度是由政府组织、引导、支持,农民自愿参加,个人、集体和政府多方筹资,以大病统筹为主的农民医疗互助共济制度。"

建立健全新型农村合作医疗制度管理体制。省、地级人民政府成立由卫生、财政、农业、民政、审计、扶贫等多部门合作组成的农村合作医疗协调小组。各级卫生行政部门内部应设立专门的农村合作医疗管理机构。一般以县(市)为单位进行统筹,县级人民政府成立由有关部门和参合农民代表组成的农村合作医疗管理委员会,负责有关组织、协调、管理和指导工作。委员会下设立经办机构,负责具体业务工作,相关人员由县级人民政府调剂解决。根据需要可在乡(镇)设立派出机构(人员)或委托有关机构管理。

实行个人缴费、集体扶持和政府资助相结合的筹资机制。按照以收定支、收支平衡和公开、公平、公正的原则进行资金管理。农村合作医疗管理委员会及其经办机构管理合作医疗资金,必须专款专用、专户储存,不得挤占挪用。同时建立健全资金的管理制度和监督机制,加强政府、社会和农民对合作医疗资金使用的管理和监督,严格审计,保证资金能够全部、公正和有效地使用在农民身上。

加强农村卫生服务网络建设,强化对农村医疗卫生服务机构的行业管理,积极推进农村医疗卫生体制改革,不断提高农村医疗卫生服务能力和水平,使农民得到较好的医疗服务。

四、公立医院改革

(一)管理体制改革

1. 探索管办分开

按照医疗服务监管职能与医疗机构举办职能分开的原则,推进政府卫生及其他部门、国有企事业单位所属医院的属地化管理,逐步实现公立医院统一管理。研究探索采取设立专门管理机构等多种形式确定政府办医机构,由其履行政府举办公立医院的职能,负责公立医院的资产管理、财务监管、绩效考核和医院主要负责人的任用。各级卫生行政部门负责人不得兼任公立医院领导职务,逐步取消公立医院行政级别。政府有关部门按照职责,制订并落实按规划设置的公立医院发展建设、人员编制、政府投入、医药价格、收入分配等政策措施,为公立医院履行公共服务职能提供保障条件。强化卫生行政部门规划、准入、监管等全行业管理职能。

2. 建立现代医院管理制度

探索建立理事会等多种形式的公立医院法人治理结构,明确理事会与院长职责,公立医院功能定位、发展规划、重大投资等权力由政府办医机构或理事会行使。建立院长负责制和任期目标责任考核制度,落实公立医院用人自主权,实行按需设岗、竞聘上岗、按岗聘用、合同管理,推进公立医院医务人员养老等社会保障服务社会化。建立以公益性质和运行效率为核心的公立医院绩效考核体系,健全以服务质量、数量和患者满意度为核心的内部分配机制,提高人员经费支出占业务支出的比例,提高医务人员待遇,院长及医院管理层薪酬由政府办医机构或授权理事会确定。严禁把医务人员个人收入与医院的药品和检查收入挂钩;完善公立医院财务核算制度,加强费用核算和控制。

3. 建立和完善法人治理结构

推进政事分开、管办分开。合理界定政府和公立医院在资产、人事、财务等方面的责权关系,建立决策、执行、监督相互分工、相互制衡的权力运行机制,落实县级医院独立法人地位和自主经营管理权。县级卫生行政部门负责人不得兼任县级医院领导职务。明确县级医院举办主体,探索建立以理事会为主要形式的决策监督机构。县级医院的办医主体或理事会负责县级医院的发展规划、财务预决算、重大业务、章程拟订和修订、院长选聘与薪酬制订及其他按规定负责的人事管理等方面的职责,并监督医院运行。院长负责医院日常运行管理。建立院长负责制,实行院长任期目标责任考核制度,完善院长收入分配激励和约束机制。

(二)运行机制改革

1. 优化内部运行管理模式

完善院长负责制。建立和完善医院法人治理结构,明确所有者和管理者的责权,形成决策、执行、监督相互制衡,有责任、有激励、有约束、有竞争、有活力的机制。按照法人治理结构的规定履行管理职责,重大决策、重要干部任免、重大项目投资、大额资金使用等事项需经医院领导班子集体讨论并按管理权限和规定程序报批、执行。实施院务公开，推进民主管理。完善医院组织结构、规章制度和岗位职责，推进医院管理的制度化、规范化和现代化。探索建立医疗和行政相互分工协作的运行管理机制，建立以成本和质量控制为中心的管理模式。全面推行医院信息公开制度，接受社会监督。

2. 完善分配激励机制

科学合理核定公立医院人员编制。建立健全以聘用制度和岗位管理制度为主要内容的人事管理制度。以专业技术能力、工作业绩和医德医风为主要评价标准，完善卫生专业技术人员职称评定制度。合理确定医务人员待遇水平，完善人员绩效考核制度，实行岗位绩效工资制度，体现医务人员的工作特点，充分调动医务人员的积极性。探索实行并规范注册医师多地点执业的方式，引导医务人员合理流动。

3. 完善医院财务会计管理制度

严格预算管理和收支管理，加强成本核算与控制。积极推进医院财务制度和会计制度改革，严格财务集中统一管理，加强资产管理，建立健全内部控制，实施内部和外部审计制度。在大型公立医院探索实行总会计师制度，建立健全内部控制制度，实施内部和外部审计。

4. 强化医疗服务质量管理

规范公立医院临床检查、诊断、治疗、使用药物和植（介）入类医疗器械行为，优先使用基本药物和适宜技术，实行同级医疗机构检查结果互认。推进医药分开，实行药品购销差别加价、设立药事服务费等多种方式逐步改革或取消药品加成政策，同时适当调整医疗服务价格。医疗机构检验对社会开放，检查设备和技术人员应当符合法定要求或具备法定资格，实现检查结果互认。公立医院提供特需服务的比例不超过全部医疗服务的10%。

5. 完善绩效考核

建立以公益性质和运行效率为核心的公立医院绩效考核体系。制定具体绩效考核指标,建立严格的考核制度。由政府办医主体或理事会与院长签署绩效管理合同,把控制医疗费用、提高医疗质量、服务效率以及社会满意度等作为主要量化考核指标。考核结果与院长任免、奖惩和医院财政补助、医院总体工资水平等挂钩。探索建立由卫生行政部门、医疗保险机构、社会评估机构、群众代表和专家参与的公立医院质量监管和评价制度。

(三)补偿机制改革

1. 加大政府投入

政府负责公立医院基本建设和大型设备购置、重点学科发展、符合国家规定的离退休人员费用和政策性亏损补偿等,对公立医院承担的公共卫生任务给予专项补助,保障政府指定的紧急救治、援外、支农、支边等公共服务经费,对中医院(民族医院)、传染病医院、职业病防治院、精神病医院、妇产医院和儿童医院等在投入政策上予以倾斜。严格控制公立医院建设规模、标准和贷款行为。

2. 推进医药分开

逐步取消药品加成,不得接受药品折扣。对公立医院由此而减少的合理收入,采取增设药事服务费、调整部分技术服务收费标准等措施,通过医疗保障基金支付和增加政府投入等途径予以补偿。药事服务费原则上在药事服务成本的基础上综合考虑社会承受能力等因素合理确定,纳入基本医疗保障报销范围。也可以对医院销售药品开展差别加价试点,引导医院合理用药。在成本核算的基础上,合理确定医疗技术服务价格,降低药品和大型医用设备检查治疗价格,加强医用耗材的价格管理。医院的药品和高价值医用耗材实行集中采购。政府投资购置的公立医院大型设备按扣除折旧后的成本制定检查价格,贷款或集资购买的大型设备原则上由政府回购,回购有困难的限期降低检查价格。定期开展医疗服务成本测算,科学考评医疗服务效率。提高诊疗费、手术费、护理费收费标准,体现医疗服务合理成本和医务人员技术劳务价值。医疗技术服务收费按规定纳入医保支付范围。鼓励各地探索建立医疗服务定价由利益相关方参与协商的机制。

3. 完善医疗保障支付制度改革

完善基本医疗保障费用支付方式,积极探索实行按病种付费、按人头付费、总额预付等方式,及时足额支付符合医疗保障政策和协议规定的费用;落实医疗救助、公益慈善事业的项目管理和支付制度;完善补充保险、商业健康保险和道路交通保险支付方式,有效减轻群众医药费用负担。在加强政府指导,合理确定医疗服务指导价格,合理控制医院医药总费用、次均费用的前提下,探索由医院(医院代表)和医疗保险经办机构谈判确定服务范围、支付方式、支付标准和服务质量要求的方式。

五、政府对公立医院监管的历史沿革

(一)计划经济体制下的政府对公立医院监管模式

新中国成立初期,由于医疗卫生事业基础薄弱,政府出资举办各级各类医疗机构,并对私有制医院进行改造,形成了公立医院一统天下的局面。这时医院的举办主体单一,政府统一管理医疗卫生事业,医院没有经营自主权。公立医院的设立及布局调整由政府部门确定,基本建设等由相关政府部门直接投入;公立医院工作人员均为政府公职人员,接受政府的统一人事管理,人员工资和福利执行国家统一政策;医院领导由政府主管部门任免,内部机构设置等也由政府主管部门决定;在具体业务活动方面,服务内容、服务对象通常有比较明确的限定,服务标准及药品和诊疗服务价格则受到严格控制。医疗卫生事业机构的管理完全行政化,政府充当了医院所有者、行政管理者和组织者等多重角色。计划经济时期,医疗卫生服务体系建设及运行的定位非常明确,就是追求社会公益目标。医疗服务收费多少、是否有盈余等与医疗服务机构本身的发展,与医务人员的收入、福利等不相关联。政府对医院实行统收统支的财务管理制度,医疗机构收入全部纳入各级财政预算,所需各种经费,包括医疗机构的人员工资和基本建设经费等,则通过财政预算专列的"卫生事业费"和"卫生基建费"获得。

这种高度集权的监管模式与当时的国情相适应,由于计划经济体制下不存在趋利性动因,保证了医疗服务的公益性;此外,全额报销的医疗保障制度为群众看病提供了保证,但是,由于缺少竞争,强调平均主义的"大锅饭、一刀切、不核算",医务人员的积极性得不到充分调动,有限的医疗卫生资源得不到有效配置,出现了"看病难、住院难、手术难"等问题[2,55]。

(二)改革开放后的政府对公立医院监管模式

20世纪70年代以来,伴随着我国全面的经济体制改革,国家卫生和计划生育委员会也提出要按经济规律办事,政府对公立医院的监管方式发生了显著的变化,从对公立医院的严格控制转变为逐步放权放开:在组织管理和业务活动方面将公立医院的人事权、业务活动自主权(如自主决定医疗服务内容和方式、内部科室设置等)、内部分配权、财权等下放给医院;在服务及药品价格方面,允许公立医院在遵循政府指导价的前提下,按照一定的浮动范围自行定价;财务管理体制方面,经历了从"全额管理、差额补助"到"全额管理、额定补助、结余留用"再到"定额补助、超支不补、结余留用",政府不再对医疗机构的盈亏负责,同时允许医院通过各种形式的服务获取更多的收入,且收入可以与职工收入和福利挂钩,这种监管政策刺激了公立医院逐利动机。

这些改革措施,一方面解决了原来"住院难、看病难、手术难"的问题,并通过竞争及社会范围内服务投入的增长,医疗卫生服务的内容逐步扩展,整体技术水平明显提高,同时,大幅度提高了公立医院及医务人员的积极性,内部运转效率有了普遍提高。另一方面,由于医院运行机制不合理、补偿机制不健全、定价机制扭曲、筹资渠道不通畅、监管力度不够,造成了医院大处方、以药养医等片面追求经济利益的行为,公立医院运行逐渐偏离了公益性轨道,新的"看病难、看病贵"问题成为社会关注的焦点[2,55]。

六、公立医院监管实践

（一）公立医院监管制度的历史演变和路径选择

我国自1978年确定改革开放的目标以后，如何对我国前苏联模式的计划经济制度进行改革成为一个新的问题，结合20世纪80年代初全球关于政府干预经济行为的各国经验，我国监管制度改革已打破原有的计划监管模式，引入市场机制，弱化政府监管的力度，将计划监管转变为运行监管，并引入为对经济主体进行外部控制，即行业监管（经济性监管和社会性监管）的方向[56]。如何寻求外部控制的行业监管和内部控制的运行监管间的平衡开始成为我国监管制度设计、建立和改进所面临的新挑战。

计划监管被认为是我国改革开放以前计划经济体制下对公立医院的管理方式，政府直接控制了医院的资源配置（人、财、物）和经营行为。计划监管的模式下，市场机制是不存在的，也没有非公立医院的出现。事实证明，这样的监管模式导致公立医院的效率低下，无法适应随社会不断升级的医疗需求。

由西方国家的监管实践来看，行业监管是建立在市场机制的基础上的，政府的行业监管是为了纠正市场作为基础力量进行资源配置时可能出现的市场失灵。而行业监管对被监管者的干预则是外部的，政府只能通过准入、价格、服务选择、质量等方面的控制手段来间接影响被监管者的行为，以此来解决市场失灵所出现的垄断和信息不对称的问题[57-61]。

区别于行业监管的外部控制特征，运行监管则是政府对被监管者的一种内部控制行为，这一监管只在公有制被监管者身上体现，一般认为是政府间接干预了产品或服务提供的行为。

计划监管与运行监管所处的监管环境显然有所区别，因为虽然政府对公有制被监管者进行监管，然而市场机制已经形成，市场也在资源配置中发挥作用，更重要的是市场中存在非公有制的其他经营者，因此，运行监管可以被认为是政府行业监管继续加强的表现，也可以被认为是政府通过直接提供服务从而引导自由市场运行的一种方式,从另一个方面体现政府的责任[62-64]。

总而言之,在自由市场经济国家,运行监管必然是由行业监管延续产生的,而在诸如我国这样的市场经济转型期国家,为改革传统的计划监管,运行监管必然应该和行业监管是共同、相互伴生的关系,否则就会出现政府失灵的问题。

从我国和资本主义国家的实践差异来看,西方资本主义国家的监管发展可以概括为无监管到行业监管再到行业监管和运行监管伴生的过程,而我国则是由计划监管直接到行业监管和运行监管伴生的过程。虽然路径上存在差异,但实际上都是从两个极端,即自由市场和完全政府干预,通向寻求政府干预和市场相平衡的过程。

在我国的监管体系建设中,可以看出开放市场是一个必然的选择,需要使更多的竞争者进入到这一市场领域,而是否需要进行私有化则是一个需要慎重考虑的决策命题,从国际的经验来看,在准备不充分的情况下进行私有化,则可能会因为行业监管制度的缺失或不完善而影响到市场的正常秩序,同时运行监管制度的缺乏将可能造成国有资产的严重流失。

(二)公立医院监管的一般体系主体、方式和手段

从监管的定义和分类来看,监管是一个系统工程,不能简单地认为是某个机构或部门在某个短时期内的一种行为。从监管体系框架的设计到监管的整个过程,以及在监管中所使用的手段,是综合反映政府在较长一段时间内对某个具体产业进行干预的政策合集和执行过程。

1. 监管体系的主要参与方

(1)政府层面

立法者指制定相关法律、法规、部门规章和条例的具体单位,属于监管制度的顶层设计者[65]。在我国,《中华人民共和国宪法》规定,全国人民代表大会及其常务委员会(简称全国人大及其常委会)行使国家立法权,是最

高的立法机关。

监管者指立法者所授权的对具体行业进行监管政策执行的行政机构或部门,在我国一般指具体的部、委、办、局经过授权行使对具体行业的监管职能,执行制定的监管政策。

出资人指代表国家行使国有资产所有权以及履行产权权益的具体部门,这在我国是经济体制改革后出现的概念,区别于一般的监管者,其职能具体体现为对国有资产所有权的行使以及对公有制微观经济主体的监管上。需要注意的是,出资人角色还可以进一步细分,即行使所有权的代表和具体履行产权权益的部门。在国有企业领域,我国履行国有产权权益的具体部门在 2003 年以后确定为国有资产管理委员会(简称国资委),职能是对所有经营性国有资产进行运营,对经营性国有资产的保值增值负责,而行使国有资产所有权的一般是政府(国务院和地方人民政府),而这一细分在 2008 年的《中华人民共和国企业国有资产法》(简称《企业国有资产法》)中得到确认。而在其他国有资产领域,如非经营性国有资产领域的产权所有者目前则尚在探索,公立医院改革中的"管办分离"是指政府层面产权所有者和监管者职能的分离。

(2) 被监管产业层面

公有制被监管者指微观经济主体的资产大部分是归政府所有的,这样的微观经济主体的生产和经营活动更大程度上体现了政府的意志(政府的意志在具体的行业中可以是不同的,经营性资产体现保值增值的意志,非经营性资产体现社会效益最大化的意志)。在监管内容上看,既有产权所有者对其进行内部控制,同时具体的行业监管者也对其进行外部控制。

非公有制被监管者指资产大部分属非政府的、社会的、民间的个人或团体所有,政府对其监管以外部控制的方式进行,其资本的运营体现的是其资本拥有者的意志,这一意志在具体的行业中也可以表现出趋利或非营利的现象。

(3) 外部层面

潜在进入者,指有意图进入被监管行业的微观经济主体,其并不局限于所有制性质,以依靠进入被监管行业来实现其资本意图。具体能否进入或退出被监管行业领域则依靠监管者的准入和退出监管。

被监管产业/行业的所有微观主体的生产行为均是为了实现与消费者的交易而出现的,因此,消费者是整个产业/行业实现经济行为的最终服务对象,消费者的交易行为、交易价格以及交易效果受到被监管产业/行业内微观经济主体竞争的影响(市场机制),同时也受到政府监管的影响[66]。政府监管的底线应该是使消费者处于和生产者(被监管者)同等的状态下,而不应该突破这一底线,使消费者的利益在交易行为中受到伤害。

2. 监管体系的主要关系

从对监管体系参与者的分析,我们可以得到参与者间的以下几种相互关系,包括委托和代理、监管和控制、竞争与合作、交易四个方面。

(1) 委托和代理

委托和代理的关系首先出现在政府内部层面。这里的政府区别于笼统的"政府"称谓,而是基于政府监管体系参与者的各自行为,将政府内部划分出承担具体职责的监管参与者,参与者之间是委托(授权)和代理的关系,无论是产权所有者还是监督者,都是经由政府的权力机构授权进行一定职责范围内的监管活动,一般在监管体系中,委托(授权人)是立法者,代理人则是产权所有者(代表政府/国家行使国有资产的出资人角色)和监督者(代表政府对具体或所有产业/行业进行监管)。

其次,委托和代理关系也出现在产权所有者对公有制被监管者的内部控制层面中,产权所有者此时作为委托者,寻求在公有制被监管机构中的代理人(职业经理人等),让其负责具体的公有制被监管机构的运营工作,体现国有资源的意志。

(2) 监管和控制

监管和控制直观地表达了政府(产权所有者和监管者)与被监管者(广义的被监管者应包含潜在进入者)之间的关系。在一般的监管体系中,监管者对被监管者的监管行为是不受所有制形式影响的,是普适性质的监管;而产权所有者对公有制被监管的这种监管行为,除前述的委托和代理关系外,还包括了产权所有者所保留的部分直接控制公有制被监管者的权力措施,如国有资产配置的规划、投资等设计资产融通的行为等。这一行为体现在产权所有者运用行政或命令手段这一"有形的手"对公有制被监管者的直接干预。

(3) 竞争与合作

在被监管行业中的微观经济主体,无论其属于何种所有制形式,都存在竞争或合作的关系。本书认为,竞争与合作并存是一种产业内主体关系的常态模式,同时根据资产的意志不同(趋利或是追求社会效益),被监管产业中的主体的关系在竞争与合作方面表现得各有侧重。

在不同的资产(资本)意志所决定的行业中,趋利性产业的竞争关系占据主导,这可以提高被监管者的生产效率、降低成本,使被监管者可以获得更多的利润,此时建立在趋利基础上的合作处于为盈利服务的次要地位;在追求社会效益的行业中,被监管者间的合作关系成为主要关系,可以放大资产追求社会效益的效果,而适当的竞争关系可以降低成本,给消费者以更低的价格。一旦被监管者间的关系侧重出现错位,如在趋利性的产业中,被监管者为了利润出现过分合作(串谋)的趋势;或在追求社会效益的行业中,被监管者处于盲目竞争而忽略了合作的态势,那必然影响到消费者在交易行为中的利益,这是政府需要运用监管予以矫正的重要工作内容。

(4) 交易

任何行业的生产行为,最终要通过与消费者的交易行为实现资产/资本的意志。在趋利性产业中,消费者通过交易获得商品的使用价值,而生产者(即被监管者)获得利润,完成其资本的意志;在追求社会效益的行业中,消费者通过消费服务,从而获得某种社会福利或是实现基本的权利,被监管者通过生产服务实现其资产的意志,即社会效益的最大化。

3. 监管的一般过程和手段

(1) 监管的一般过程

监管是一个循环往复的过程,一般可以分为立法、监管执行、放松监管和再监管几个阶段。

在具体的行业中,纯粹通过市场机制来配置资源无疑会导致盲目的竞争或垄断,因此,政府为纠正市场失灵,实行对行业的监管,而监管的第一步就是对监管行为进行立法,寻求监管的法律依据。

随后,通过法律的授权,由监管者实施监管的政策,对具体的行业进行监管。随着时间的推移,监管政策可能会影响被监管行业的进一步发展,因此,需要对现有的监管进行评价和总结,适时调整,甚至放松原有的监管政策。随着监管政策的放松,市场机制重新在行业内主导资源配置,一段时间后,其弊端将再度显现,政府必须通过再监管来纠正这一现象,即进入新一轮的监管周期。

可以发现,监管的一般过程就是不断地通过市场这一"无形的手"和监管这一"有形的手"同时对具体行业进行控制,在行业健康发展的基础上寻求两者的平衡。

(2) 监管的手段

政府的监管手段一般分为命令,禁止,特许,价格、费率和数量控制,产品或服务标准与技术生产标准,税负和补贴,信息提供以及产权与权利界定等[67]。具体的手段内涵十分广泛,且具体到不同的行业,由于资本意志、取代市场机制程度、影响决策程度等的不同而又有所区别。

(三)我国港台地区公立医院监管实践

1. 香港特别行政区

在香港特别行政区,政府不直接管理医院,主要通过医院管理局来实现对公立医院的监督管理[68],属于公共实体的医院管理局,是自主化治理的一种典型做法。医院管理局在性质上属于法定非政府部门的公营机构,是永久延续的法团,受政府领导但又相对独立于政府之外,因此,具有较高的自主灵活性,可以按照医院自身的运行规律进行管理。医院管理局的收入来源主要为政府拨款,占总收入的94%。医院管理局代替政府行使公立医院出资人权力,拥有对公医院的决策权,将经营管理权下放给医院管理者。在医院管理局管理下,医院拥有组织设置、预算、财务、人事管理、采购和材料供应等方面的权力。此外,香港医院管理局同时还向政府反映公众对医院服务的需要以及满足这些需要所需的资源,管理和发展公立医院系统,提出收费的政策建议,参与促进员工的教育、培训和对医院服务的研究,开展公立部门与私立部门之间的合作等[69]。

2. 台湾

台湾是于美国、加拿大、澳大利亚之后,全球第四个、亚洲第一个实施医院评鉴的地区,由台湾医策会负责完成。台湾医策会全称为"财团法人医院评鉴暨医疗品质策进会",成立于1999年,是台湾医院管理的一个重要部门,是由卫生署、医师公会、医院协会、私立医疗院所协会共同出资建立的财团法人机构。其主要职能一是受卫生署授权,负责医院评鉴(等级评审);二是推进医院的医疗质量管理、辅导医院经营管理;三是开展医务人员的培训。

医策会采用不定时追踪辅导的评鉴制度,2004年起正式执行,即于两次评鉴中间有一个可持续监督机制。评鉴委员与医策会在追踪辅导机制中,充分发挥辅导及咨询者的功能,运用经营管理的经验,协助医院检视业务现况,达到评鉴辅导及教育的功能,从而促进和协助医院提升品质,并让医院真正成为以病人为中心的安全照护机构。医策会的评鉴委员制度是在订定各领域评鉴委员的资格后,凡符合资格且有意愿参与医院评鉴工作、接受训练的人,由各领域的专科学会及卫生署、医策会推荐,再由医策会审查及整理名单并送请卫生署批核,再经过一"核心课程"的训练,完训且通过评估者,大都可成为评鉴委员人才库人选。医院评鉴的主要特点有:① 评鉴组别分为"管理"、"医疗"、"护理"三个领域,为要求医院具有一定品质,将部分项目列为"必要项目",规定一定要达到,未达即评为不合格。此外为了符合医院现状,亦将部分项目列为可选项目,依医院实际状况决定是否需要评量,可谓较弹性与人性化。基准项目共8章505项。② 从医院经营策略及社区功能、合理的医院经营管理、病人权利与病人安全、完备的医疗体制及运作、适当的医疗作业、切实的护理照顾、舒服的医疗环境及照护、人力素质及品质促进等八个方面进行评鉴。③ 在评鉴中,对于病人权利与安全的部分正是纳入世界卫生组织(WHO)近年发表的有关评鉴健康体系的衡量重点。

总的来说,台湾医策会的评鉴作业程序、评鉴基准均由卫生署订定公告;评鉴委员由卫生署遴聘;实地评鉴时,卫生署代表列席督导;且评鉴结果由卫生署评定公告,利用资料共享,达到监督的目的。

(四)中国大陆公立医院外部监管现状

1. 公立医院外部监管的主要不足

(1) 监督主体非中立,规则缺乏透明

我国公立医院大多隶属于政府,其在制定监督规则及实施监督的时候不可避免地会偏向公立医院的利益(即使并未偏向,由于其隶属关系,也难以完全获得患者的信任),再加上监督信息的不对称,在很大程度上导致了患者在遇到不满或医疗事故时,不愿意用正规的手段化解医患之间的纠纷。

(2) 卫生行政部门与其他行政监督主体沟通合作不够通畅

目前,国家卫生和计划生育委员是公立医院的重要监督主体,而其与财政部门、发展改革委员会等其他监督主体之间地位相当,通常难以从全局对整个监督过程进行协调干预。因此,政府对公立医院的监督行为有时会显得"支离破碎"。例如,我国劳动保障部门对公立医院的监督几乎不涉及医疗质量本身,只是强调医疗服务的范畴和费用控制;而对公立医院监督的工作目标,卫生行政部门与劳动保障部门之间又缺乏必要的沟通与合作,存在一定的分割和断裂。

(3) 监督方式不够科学和完善

目前,卫生行政部门或亲自评价监督,或委托授权相关部门,尚未形成一套权威的、统一的、让患者真正信服的医疗服务质量评价体系,而且评价执行过程也没有完全公开透明化。因此,与国际上通行的公立医院评估体系接轨,建立有权威性并相对独立的评鉴机构,真正做到信息披露与同行专家评估,是改革的重要目标[70]。

2. 医院理事会参与公立医院外部监管的主要模式与建议

国务院 2012 年 3 月出台的《"十二五"期间深化医药卫生体制改革规划暨实施方案》再度强调"积极推进公立医院改革,推进政事分开、管办分开,并明确指出探索建立理事会等多种形式的公立医院法人治理机构"。为落实上述要求,部分地区已经开始尝试建立理事会治理下的医院管理模式[71]。理事会治理模式是公立医院改革探索进行"管办分开"的一种模式,是在公立医院效率低下、盲目决策、缺乏核心竞争力等各种问题存在的情况下应运而生,是通过社会团体法人管理公立医院的一种治理结构,社会团体法人一般为民办非营利性组织,这些法人都具有较强的经营管理和承担相应风险的能力[72]。政府卫生行政部门与社团法人订立合同,明确各自的权利和义务,政府主要担当监督角色;医院内部由所有者(股东大会)、理事会、监事会及管理层组成,分别为最高权力机构、决策机构、监督机构及执行机构,相互独立、互相制约,医院院长由理事会选聘,理事会的管理决策权和院长的医院管理执行权分离。

该模式有以下优缺点：首先，理事会型治理模式明确了出资者和经营者间的责、权、利，实现了出资人和经营者之间的两权分离，医院可进行自主管理，促进医院利用效率提高；其次，该模式下的治理机制相对完善，在医院内部理事会的医院管理决策权和院长的管理执行权分离，实现了分权制衡；另外，该模式未涉及公立医院所有权变革，改革阻力相对较小；最后，这种模式将利益相关者纳入理事会中，实现利益相关者共同治理。但是理事会型治理模式由于在实践中缺少相应的规范和引导，也会产生一些问题。最主要的就是社会团体法人的选择和确定有待探索，目前采用的是类似于政府项目招标的方式，可能会出现投标人为了中标而产生寻租行为，易滋生腐败。

(1) 浙江省东阳市人民医院的董事会模式

1993年9月，在政府主导下，东阳市人民医院建立了由董事会、监事会、院长组成的法人治理结构。董事会是最高权力机构，由市政府与捐资方协商产生，向市政府负责，设有医院发展委员会与审计委员会，协助董事会进行发展决策咨询和经营管理内部审计监督（如图5-1）。医院院长的人事管理权较充分，同时全权管理日常运行经费。资产投资则按金额大小，分别由院长、常务副董事长和董事会控制管理[73]。在经济运行方式上，建立

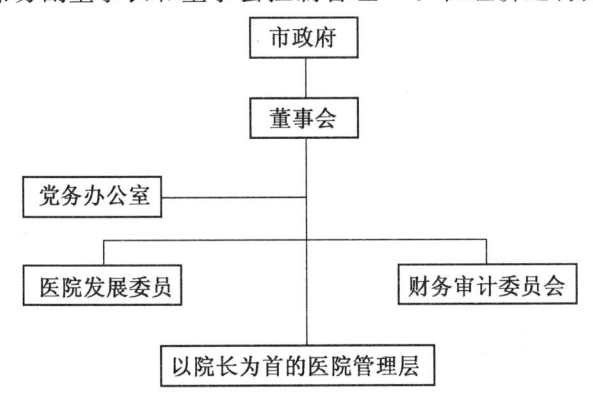

图 5-1 东阳市人民医院董事会模式

了以医疗增加值为核心的经济运行机制。这样的制度安排能对院长这个重要岗位形成比较有效的激励约束机制[74]。

(2) 江苏省苏州市理事会模式

苏州市公立医院管理中心以理事会为实施权力结构,每家公立医院都有自己的理事会(如图 5-2)。医院理事会在市民政部门登记,为民办非企业单位。政府委派财务总监到医院对国有资本运行情况进行监管[75]。

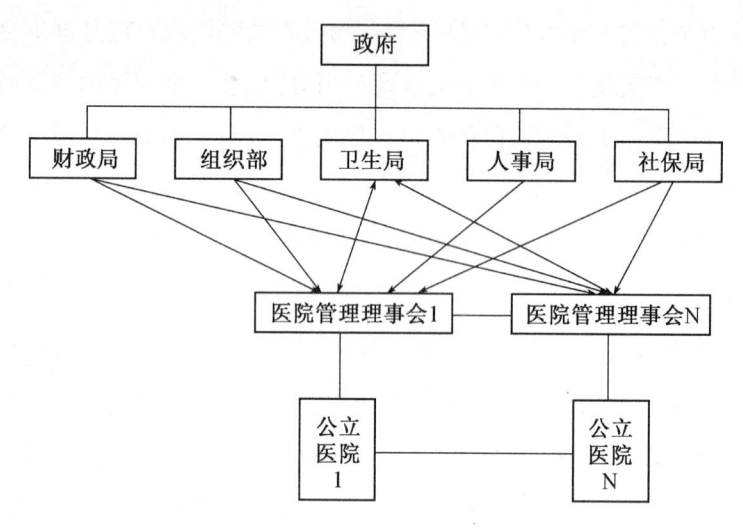

图 5-2 苏州理事会模式

(3) 江苏省镇江市医院集团模式

2009 年 11 月,按照政府引导、医疗单位自愿的原则,镇江市以两家三甲医院为核心,市区公立医院与社区卫生服务机构全部加入,正式组建了两大医疗集团:江苏康复医疗集团(以资产为纽带)、江苏江滨医疗集团(以技术为纽带)。集团在政府主导下进行管理体制改革,以《医疗集团章程》为依据,建立了公立医院出资人制度,同时成立集团理事会、监事会(如图5-3):理事会为集团决策机构,对集团发展战略、规划及经营管理层人选、薪酬、考核等重大问题行使决策权;监事会为集团监督机构;院长拥有经营管理权和人事管理执行权[76-77]。

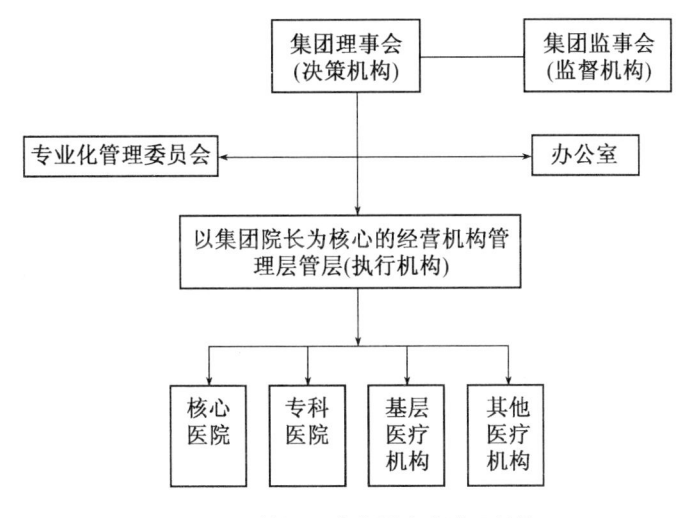

```
                    ┌──────────────┐      ┌──────────────┐
                    │  集团理事会  │──────│  集团监事会  │
                    │ (决策机构)   │      │ (监督机构)   │
                    └──────────────┘      └──────────────┘
                            │
        ┌───────────────────┼───────────────────┐
        │                   │                   │
┌──────────────────┐        │            ┌──────────┐
│ 专业化管理委员会 │────────┼────────────│  办公室  │
└──────────────────┘        │            └──────────┘
                            │
                ┌───────────────────────┐
                │ 以集团院长为核心的经营机构管 │
                │ 理层管层(执行机构)    │
                └───────────────────────┘
                            │
          ┌─────────┬───────┴───────┬─────────┐
       ┌──────┐  ┌──────┐       ┌──────┐  ┌──────┐
       │ 核心 │  │ 专科 │       │ 基层 │  │ 其他 │
       │ 医院 │  │ 医院 │       │ 医疗 │  │ 医疗 │
       │      │  │      │       │ 机构 │  │ 机构 │
       └──────┘  └──────┘       └──────┘  └──────┘
```

图 5-3　镇江医疗集团法人治理结构

（4）构建符合我国国情的医院理事会建议

第一，理事会的规模：我国部分地区医院已经开始尝试理事会治理模式，就理事会规模来看，理事会人数一般在 10 人左右，如北京朝阳医院理事会 7 人、北京友谊医院理事会 9 人[78]、浙江省东阳市人民医院理事会 7～11 人等[73]。本研究认为上述理事会规模偏小，应增加理事人数。因为根据法人治理理论，理事会是设立人(或称举办人)的代理人，医院的重要决策都需要理事会的批准。理事会规模是影响医院治理效率的重要因素，规模过小不易体现利益相关者的参与、对管理层进行监督和医院多样化治理目的的实现。我国公立医院的法律属性是事业单位法人，其利益相关者相对复杂，包括政府(举办人)、医务人员、患方、医疗保险机构等，为了能使利益相关者的意志在医院决策中体现，理事会中应包含一定数量的各利益相关群体理事。但是，过大的理事会规模也会降低医院治理效率，导致部分理事"搭便车"行为的出现。我国医院理事会人数建议在 15～21 人为宜，且各利益相关者群体代表应当均衡，避免权力过于集中。

第二，理事的职业背景：理事多样化的职业背景不仅体现了利益相关者的要求,而且有助于理事会对复杂专业化的事务做出正确决策和保证医院公益性。从我国部分城市的医院理事会的组成来看,对理事职业背景要求各地并不统一,如北京朝阳医院理事会成员包含医生、大学教授、律师、社区代表等,浙江省东阳市人民医院理事会成员包含捐资方代表、卫生局和财政局的官员、浙江省内医院管理专家,两家医院存在较大差别。在我国公立医院开启理事会治理模式的初期,有必要对理事职业背景制定一般性指引。一方面保证理事会能够正确处理相关专业性事务;另一方面也通过对理事会成员职业背景的选择,保证理事来源的多样性,以应对复杂多变的外部环境,确保实现公立医院公益性。有学者指出,保持非营利医院理事会成员具有相当多元化的背景,有利于充分利用各类人员的知识、经验、技能,有利于平衡利益相关者的不同要求,形成科学、合理的决策结果[79]。因此,医院理事会至少应当包含以下人员:一是政府官员,如卫生管理部门、医保局等。政府作为医院的设立人和监管人,有必要监督医院的决策和运行是否符合政府设定的既定目标,同时也需要官员理事表达政府意志。二是医务人员代表,国外实践已经证明医务人员理事一方面有助于对医学专业问题做出决策,另一方面能够增强医务人员的凝聚力。三是地区代表,医院的主要服务对象一般局限在一定的地理区域,此时该区域的潜在患者意见应当在医院理事会有所反映,以便医院制定和调整相应发展策略。四是其他人员代表(如律师等),律师加入理事会有助于对管理中的简单的、即时性的法律问题给出意见,提高效率,保证理事会决议的合法性,降低决策成本,对于一些复杂性法律问题、诉讼等则需要通过法律顾问制度解决。

第二节　国外公立医院外部监管实践

一、公立医院治理机制改革的案例

20世纪80年代,随着新公共管理理论的兴起,许多国家和地区开展了公立医院治理机制改革。公立医院治理机制改革主要有自主化、公司化和民营化等几种做法。

（一）英国公立医院自主化治理模式

英国的国家卫生服务制度是由政府直接举办医疗卫生事业,通过税收筹集医疗资金,采取预算拨款给公立医疗机构的形式向本国居民直接提供免费医疗服务。国家卫生服务体制集医疗卫生服务、医疗保障和服务监管功能为一体。政府能够全面规划医疗卫生资源配置,将政府职能、医疗卫生机构利益和公民利益有效统一起来。

英国公立医院自主化治理模式通常采取法人治理,在维持公有制前提下,公立医院逐渐从政府管理部门中分离出来,转化为更加独立的经营实体,在兼顾社会效益的同时追求自身生存和发展的目标,并对自身的运行绩效负责。医院托拉斯在英国国家卫生服务制度中作为独立法人实体存在,仍属于公立部门。改革后英国国家卫生管理部门不再干预医院的具体经营,而是专注于制定政策和制度,对医院进行评价,其下属的大区办公室负责监控医院托拉斯的运行。医院托拉斯拥有医院运营的一切必要权力,决策机构是由各种利益相关者组成的董事会,包括政府机构和患者代表。政府卫生大臣拥有医院托拉斯董事会主席的任命权,医院托拉斯则拥有较大的决策权,如资金、管理和人事自主权,决策进程不用得到卫生管理部门的审核,也可根据实际情况聘任员工、调整薪酬水平,但必须遵守政府制定的相关法律法规,每年需向政府汇报其经济运营状况。英国医院托拉斯有较大的自主权,可不受国家工资标准和人事管理制度的限制。某些医院托拉斯利用人事方面的自主权引入人员聘用制度,并通过与员工的谈判达成协议。医院托拉斯有权支配各项收入所得,并且有权预留一部分盈余作为应付未来突发事件的储备。

(二)新加坡公立医院公司化治理模式

公立医院成立企业法人,按照企业管理的方式运作,但所有权仍归属政府。政府通过公司董事会对医院重大决策进行控制。新加坡是对公立医院实施公司化改革的典型国家。政府对公立医院拥有所有权和监督权,由各方面代表组成公司的董事会,负责制订医院发展规划、方针和政策,审批收费标准和大型设备、基建项目的经费使用等,任命医院行政总监(或院长)全面管理医院,行政总监向董事会负责,定期汇报工作,医院拥有对员工定期晋级、加薪、辞退、财务收支、医院业务、行政管理等自主权,能够按照患者的需求及时做出反应。公司化治理模式使公立医院具有几乎完整的经营自主权并大量参与市场竞争,但保留实现社会目标的责任。公立医院接受政府的财政补偿,为患者提供低价格的医疗服务。同时政府派驻代表进入董事会,对医院进行政策指导,一些敏感问题如调整医疗服务价格等仍要提请政府批准,这就使医院在享有经营自主权的同时保证它们不丧失社会公益性。

二、公立医院的补偿机制改革模式

受不同的卫生服务筹资和提供方式的影响,公立医院补偿机制可以分为两种主要类型,一是国民卫生体制国家及地区一般采用的模式,可以称为财政补偿模式;另一种是在社会医疗保险体制和商业医疗保险体制国家及地区采用的模式,称为双重补偿模式。公立医院补偿机制改革的主要特点:公共筹资(包括各级政府预算拨款以及社会保险基金)为主的补偿渠道日益多元化;根据不同的补偿渠道,按类目预算、按项目支付、按总额预算、按病例支付、按住院床日支付和按人头支付等采取多种补偿方式;公立医院实行医药分开,严格控制药品价格。

(一) 财政补偿模式

财政补偿模式是指政府财政几乎全部承担公立医院的开支,患者不付费或者付少量费用。在这种模式里,公立医院的资金来源于政府的税收,补偿方式传统上是按类目(项目)预算制,国家卫生管理部门根据公立医院历年的医疗费用以及所辖范围的人口数等指标分配资金。公立医院作为政府的福利性机构提供医疗服务,医务人员一般为政府雇员。这种补偿模式的优点,一是有利于控制医疗费用,二是有利于基本医疗服务提供的公平性和可及性。不足之处在于效率不高,对医疗机构和医务人员提供服务的激励作用较弱。

(二) 双重补偿模式

双重补偿模式是指公立医院的一部分开支,通常是基建、设备等固定成本由政府财政补偿,一般的运营成本由医疗保险机构支付,患者根据补偿比例自付一部分费用。在社会医疗保险体制和商业医疗保险体制的国家及地区,公立医院基本上是采取这种补偿机制。补偿来源主要是政府财政和医疗保险基金,公立医院的长期投入成本,即固定成本(如基建、设备、人员工资等)和社会功能成本(如公共卫生、科研教育、社会救助等),通常可从政府公共财政得到补偿。经常性运营成本,即变动成本,一般由患者自付费或医疗保险基金补偿。在支付方式上,这种补偿模式传统上往往采用按项目付费的方式,对医疗机构及医务人员提供服务有较强的激励作用。同时医疗保险机构一般采用签订合同的方式,购买公立医院的服务,也刺激了医院之间的竞争。该补偿模式的优点在于医院有比较强的动力提供服务和改善质量,患者比较愿意为了健康支付保险费用,并且有支付能力的患者能够得到更好的服务。不足之处在于,由于采用具有较强激励作用的支付方式和提供者之间的竞争,医疗费用支出水平较高,患者之间有无保险和支付能力高低会影响到他们利用基本医疗服务的公平性和可及性。

三、公立医院监管机制改革的主要模式

国际上,公立医院监管机制改革一直在进行中,总体发展趋势表现为监管主体更加明确、监管内容更加注重过程和结果的统一、监管方式日益多元化。监管机制改革的主要特点:从多重监管向一体化监管转变,从基于结构的监管向基于过程和结果的监管转变,由单一监管工具向多样式监管工具转变。公立医院监管的目标包括改进医院服务绩效,保障医疗服务质量、安全和效果,让医疗机构和从业人员向患者和公众负责。

从监管主体看,主要有政府监管、医疗保险机构监管、行业协会监管等模式。

在传统的公立医院政府监管模式下,卫生行政部门常通过直接的行政干预和财政预算对公立医院的经营活动进行监管。在公立医院自主化或公司化治理模式下,卫生行政部门则通过间接监管发挥职能,主要形式是由利益相关者组成监事会监督公立医院的运行。在医疗保险机构的监管模式下,在社会医疗保险体制和商业医疗保险体制为主的国家及地区,医疗保险机构作为第三方,起到代替参保人与公立医院签订合同、购买相应医疗服务的作用。医疗保险机构拥有比个人更为强大的谈判能力,能够有效控制公立医院的行为,主要通过审核和支付方式等手段对公立医院实施监管。在行业协会监管模式下,行业协会在许多国家及地区公立医院监管机制中发挥着日益重要的作用,在某些领域协助或者代替政府执行监管职能。这种合作式的监管能够更好地实现信息沟通和交流,达到更佳的监管效果,并且有利于监管措施的调整,帮助政府从琐碎的日常管理中抽身出来,政府则着眼于宏观调控以及法律法规的制定。行业协会可以用更专业、更公正的手段和措施来实现监管的目标。

监管范围主要包括:规模布局、医疗质量、服务成本。

首先,部分发达国家实施了控制公立医院发展规模的监管措施,包括加强对公立医院许可和人员认证的管理力度,要求公立医院设施扩张要以区

域内居民的需求为导向,实施区域卫生规划,通过总体预算控制机构的支出等。其次,对医疗质量进行监管主要包括对其进行规范管理,对医院进行评审,向患者、卫生专业人员和公众提供权威的、可行的临床质量指导原则等。其中涵盖的范围既包括单个卫生技术项目(如药品、医用设备、诊断技术和医疗处理程序等),也包括临床管理方面的内容。再次,实行国民卫生服务体制的国家及地区主要通过总额预算控制公立医院的成本,而实行社会医疗保险体制和商业医疗保险体制的国家及地区主要通过行业协会以及支付方式改革控制公立医院费用的不断上涨。

监管方式大致可归为三类:基于控制的监管方式、基于激励的监管方式、自我监管方式。

基于控制的监管方式是基于法律的威慑力,强制性要求被监管医院遵循相关法律法规,具体形式包括立法、司法判决和行政法令。基于激励的监管方式是通过建立经济上的激励机制,使服务提供者自愿给出自身行为的相关信息,积极主动地遵从监管主体的要求和目标。具体形式主要有三种,即提供政府补贴、签订绩效管理合同以及选择适宜的支付方式等。该方式的优势在于交易成本较低,只需较少的行政管理体系支持,但同时需要有精细的激励机制设计。自我监管方式是由医院或医务人员组成的行业协会组织和团体,为其成员确立行为标准,并要求加入组织的医院或从业人员自觉遵守,体现了职业道德和行业自律。这种监管方式的优势有两个方面,一是信息充分,行业组织的自我监管可以更好地发挥专业组织的能力,减少信息不对称带来的弊端;二是能够快速调整政策,重大决策可通过行业组织之间的充分协商,平衡利益关系,对于变化及时做出反应。

四、公立医院监管的主要模式

大多数西方国家的非营利性组织发展历史较为悠久,非营利性组织监管体系包括内部监管机制和外部监管机制,内部监管来自于组织内部的制

度安排对组织行为的监管;外部监管来自于政府、公众、第三方、媒体和同行等[80]。现在世界各国的监管模式可主要分成四种:

(一)集中统一监管模式

此类监管模式主要以政府为主导,政府将医疗服务的提供、购买和监管集为一体。英国实行的就是这类模式,监管机构的独立性很强,专业化组织和行业组织发挥重要的监管职能和作用,也非常重视政府内监管,政府因为能够控制医院资金的投入与医院产出的收入,进而也控制了医疗服务的价格与数量,同时也能间接控制医疗的质量[81]。

(二)分散监管模式

这是以美国为典型,由市场主导的监管模式。高度市场化是美国医疗体制最大的特点,以患者为中心,政府监管比重小。美国对非营利性民营医院的监管主要是制定标准并调查质量,进行对质量、医疗设施及服务项目的控制等,其监管方式主要是通过税收杠杆来实现。但由于监管体系的复杂性,存在医疗体系监管过于分散、监管成本高等弊端[82]。

(三)自治理模式

这种模式则以社会为主导。德国的非营利性医院在医疗机构中占主流位置,此模式的监管特点就是政府只宏观管理德国医疗服务领域,在医院管理过程中发挥较大作用,他们通过自我管理和自我服务,推动德国医疗服务领域的发展[83]。

(四)混合监管模式

这种模式就要求政府和市场在医疗服务领域中相互配合。新加坡是这种模式的代表,在医疗服务监管方面,适应了其医疗服务供给体制混合性的特点,政府和市场在医疗服务监管机制中相得益彰,既保障医疗服务供给的公平性,又体现了医疗服务的效率目标[84]。

五、公立医院外部监管的特点

（一）美国

美国医院的总体格局反映了有限政府的理念，即政府拥有少数公立医院作为慈善医疗服务的保障，同时通过购买服务的方式鼓励各类医疗机构之间的竞争[85]。美国在对公立医院的监督上，注重立法对监督的引导。无论是对医疗资本投资的监督，还是对医疗机构的认证，或是预先付费系统的引入，都得到了立法的保障和支持。美国公立医院的监督主体主要是政府和第三部门两大类[68]。美国对公立医院的监督主要从以下几个方面进行：① 质量监督。监督主体为经政府认可的医学会、医院协会。它制定质量标准并对医院进行检查，为非官方的鉴定监督机构。其中，医院评审委员会每年对医院进行一次质量评审。另外，医院协会还具有代表医院与政府交涉、为医院提供医疗保险和医院管理咨询等桥梁沟通作用。② 医疗设备和项目管理。主要由州和地区规划机构依法（医疗设备需求证制度），对相关项目进行审批。③ 费用控制。近几十年，美国医疗保健制度向"管理保健模式"转变，即按人口给予固定经费。医院的经费来源主要受医疗保险公司、政府部门和健康维持组织（HMO）的制约。④ 医疗服务审查。由专门成立的医疗服务审查组织（PROs）监督执行。PROs 由州（市）政府资助，主要负责指导、控制和监督医疗服务质量，并采取相应的措施对违规的医院、医生等予以处罚。此外，PROs 还受理患者、医生或医院的投诉。

（二）英国

英国是一个公立医院占绝对主导地位的国家，且在国家和卫生部门的支持下，形成由单个医院组成的医院托拉斯体系[68]，它是具有一定自主权的实体，在国家法律下自由运行。因此，英国主要建立的是针对医院托拉斯行为规范和运行方面的约束机制，兼以政策设计、行政管理、财务规范和医院外部公众监督等方式，同时不放弃政府对公立医院的宏观调控能力[86]。英国对公立医院的监督主要以政府部门为主导。卫生和社会保障部是医疗制度的最高权力机构,负责总体规划、决策及控制资源分配。地区卫生局主要执行上级的决策,同时向下一级卫生局分配资源。

总的来说,英国的公立医院监督体系具有以下一些特点[81]:① 监督机构相对于政策制定部门(卫生部)以及医疗服务提供机构,具有较强的独立性。如医疗服务审计和监督委员会、社会保健监督委员会等,这种独立性的特点较好地保证了监督机构的中立性与专业化。② 行业组织和专业化组织发挥了重要的监督职能。如英国皇家医疗学会、医疗过失监督计划、国家外部质量保证计划等拥有一定的非正式权力的机构,它们在行业规则的制定、执行和监督方面发挥了重要的作用,某些行业组织还被授予了强制执行权。③ 政府内监督发挥着积极的作用。政府通过直接控制资金投入与医院收入,进而控制卫生服务价格、数量与质量。同时,它授权独立的监督机构对公立医院进行监督,通过审计等机构在财务和绩效监督等方面来对其进行监督。

(三)日本

日本政府对公立医院的监督,主要包括公立医院的开办、取消和费用审批等项目,主要依靠运营评价、预算控制和目标管理等,并且改革财政补助办法。政府为公立医院提供公共服务补贴,缓解了公益性服务与资本增值的矛盾[87]。另外,日本政府对公立医院的评估主要是通过成立第三方组织的模式[88]。

日本目前已实行了全民医疗保险制度,为医疗保险承担医疗服务是公立医院的主要业务,承担医疗保险的机构及医师、药师,必须先向医疗保险组织提出申请,经审核批准后,才能取得为被保险者提供医疗服务的资格,然后签订合同,合同由保险组织和当地政府联合审批。承担医疗保险的医疗机构的医疗报酬支付标准由中央卫生部社会保险医疗协议会确定,患者除自付一定费用外,一般不直接与医院发生经济关系。医疗保险组织和政府对费用的审查和检查都比较严格。

六、公立医院违规行为监管模式的比较

从监管的方式和工具来看,按时间和流程分为事前监管、事中监管、事后监管。事前监管中,建立"守门人"制度、改革支付制度和建立谈判机制是不同体制国家普遍通用的制度工具。建立"守门人"制度,全科医生在一定程度上可以起到避免道德风险、合理分流病源、控制不必要支出等作用,有利于促使医疗费用向基层医疗机构流动。改革支付制度是目前各国控制医药费用不合理上涨的有效经济杠杆,通过建立以按病种付费、按人头付费和总额预付为主的混合支付方式,可以控制医药费用,规范诊疗行为,减少因道德损害和诱导需求而造成的欺诈问题。建立多方谈判机制是引入市场机制、控制费用、减少欺诈行为的一种有效监管工具。通过引入谈判机制,服务购买方可以对医疗质量、费用等提出一定的要求,三方激励相容,从而做到互相监督制约。除此之外,各国根据各自卫生体制特点还开发了不同的政策工具,采取不同的措施对医疗机构违规行为进行事前监管。如英国通过建立内部市场对医院加强监管;美国分别制定针对医生、供应商的教育和培训方案,针对新医生进行避免欺诈和滥用的培训等。事中监管方面,各国主要采用对医疗机构进行评议审核、建立信息反馈机制、公众参与举报等方式。事后监管方面,主要是通过事后检查账目、审核账单和诊疗流程等,对违规行为拒绝支付或进行惩罚。

从监管依据来看,大部分国家都出台了《社会保险法》或《健康保障法》等,以此作为上位法案,有些国家还出台了专门针对医疗保险的反欺诈法案。如英国出台了《社会保障管理(欺诈)法案》、《公共利益披露法案》、《社会保障反欺诈法案》;美国出台了《医疗保险转移和责任办法》和《负担得起的保健法》;新加坡和加拿大在医务人员职业管理方面也都出台了相关法律,如加拿大出台了《医务人员职业管理法》,新加坡出台了《新加坡医生注册法》等系列法规对执业人员进行监管,从程序以及思想教育方面规范其医疗行为[89]。

表 5-1 部分国家对医疗机构违规行为监管方式比较

国家	卫生体制	监管主体	监管权力	监管内容	监管方式和工具	监管依据
荷兰[90-91]	社会医疗保险	健康福利与运动部宏观监管,第三方专业组织具体实施	分散	1. 医疗保险法和高额医疗费用保障法的实施 2. 医疗保险基金花费以及用于高额医疗花费的一般资金 3. 医疗机构违规行为	1. 事前监管,守门人制度、支付方式改革、医疗保险偿付范围的界定、规范医务人员的处方行为、谈判机制 2. 事中监管,自由选择 3. 事后监管,医疗服务监察局的审查	《健康保险法》、《高额医疗费用保障法》、《卫生保健机构认证法》
日本[90-91]	社会医疗保险	各级卫生部门	集中	1. 保险项目的运行 2. 审查医院、诊所和药店的保险偿付请求 3. 监管医疗保险基金运行	1. 事前监管,医疗保险支付范围的确定、支付方式的改革、政府主导下的集体谈判 2. 事中监管,对医疗行为的监督、账单审查 3. 事后监管,对骗保等行为的惩罚	《医疗服务法案》、《健康保险法案》
英国[91-92]	国民卫生服务	卫生部总体监管,同时委托专业机构(反欺诈工作部)进行监管	分散	1. 对NHS预算进行独立审计 2. 计算由工资单欺诈或资质造假获得就业或伪造就业经历和其他欺诈造成的损失 3. 欺诈防范	1. 事前监管,建立内部市场加强监督、严格的守门人制度、医疗服务费用支付方式、公费医疗偿付范围的界定 2. 事中监管,契约管理,药品信息反馈机制 3. 事后监管,监管医生的行为	《社会保障法》、《联邦医疗保险和医疗救助法案》、《医疗保险转移和责任办法》、《负担得起的保健法》、《社会保障管理(欺诈)法案》、《公共利益披露法案》、《社会保障反欺诈法案》

(续表)

国家	卫生体制	监管主体	监管权力	监管内容	监管方式和工具	监管依据
加拿大[93]	国民卫生服务	省级政府及卫生部门负责监管，卫生保健反欺诈协会监管	分散	1. 联邦政府对各省、地区执行《加拿大卫生法》情况及保健经费使用情况的监管 2. 各省政府对省内医院及其他有关卫生机构保健经费使用效益及卫生服务质量的控制 3. 医院对医生服务质量的评价	1. 事前监管，公费医疗对医疗服务的支付方式、医疗服务偿付范围的界定 2. 事中监管，对医疗机构行为的评议和审核 3. 事后监管，检查账目	《加拿大宪法》(1982)、《加拿大卫生法案》、《医务人员职业管理法》
美国[94]	商业保险	政府实施宏观调控，第三方组织实施行业监管	分散	1. 非法回扣 2. 供方欺诈、滥用和浪费	1. 事前监管，家庭医生承担"守门人责任"、医疗服务支付方式、制定行医指南、规范诊疗行为 2. 事中监管，信息披露 3. 事后监管，就医记录的审查	《社会保障法》、《联邦医疗保险和医疗救助法案》、《全国医疗规划和资源发展法案》、《社会保障补充法案》、《医疗保险转移和责任办法》、《联邦医保处方药品法案》等
新加坡[95]	储蓄医疗保险	中央政府委托保健公司等第三方机构实施监管	分散		1. 事前监管，社区医疗服务系统、医疗服务支付方式、对医疗服务供给者的控制 2. 事中监管，公开医疗服务价格 3. 事后监管，对违法行为的惩罚	《临床指南》、《临床药师职业行为指南》、《护士行为指南》、《新加坡医生注册法》、《西医注册法》、《药师注册法》、《中医职业者法》、《新加坡私立医院和诊所法》、《预示医疗指示法》等

第六章
民办非营利医院监管制度中外对比分析

利用社会资本举办非营利性医院,是我国医疗卫生事业改革发展新的优先支持的重点领域,同时,构建科学合理的非营利性医院监管体系也成为新的历史课题。近年来,我国民办非营利医院监管体系的发展明显滞后于机构自身的发展,尽快完善新时期民办非营利医院的监管体系迫在眉睫。本章运用文献分析法和实地调研法,剖析了民办非营利医院监管中的制度设计漏洞,对比分析了中美民办非营利医院的差异,归纳了美国民办非营利医院监管体系的可借鉴之处,提出构建多元化、多层次监管体系的政策建议,以期为我国民办非营利医院的健康发展提供理论支撑和决策参考,同时为我国公立医院的外部监管科学化提供参考。

第一节 我国民办非营利医院监管的现状与问题

医院监管体系是指为实现医院合法运行的监管目标,相互关联或相互作用的一组要素构成的有机整体,通常包括监管主体、组织体系及运行机制等。一般而言,医院监管体系可以分为内部和外部监管体系,外部监管体系包括政府监管、行业协会监管、医疗保险机构监管、新闻媒体和患者监管四个子系统;医院内部监管体系主要是指医院内部治理子系统。以上五个子系统构成了医院监管的五道防线。其中,政府监管子系统主要通过法律法规和税收对医院行为进行规制;行业协会监管子系统主要通过行业标准和准则发挥监管作用;医疗保险机构则运用医疗保险资金的支付实施第三方监管;新闻媒体监管不仅包括就医病人,还包括新闻媒体和社会大众等对医院实施监管;内部治理子系统主要包括董事会、监事会、股东大会和管理层"三会一层"的治理结构和相关治理机制,即医院内部建立的自律机制。民办非营利医院,即社会力量举办的不以营利为目的的医院,从定义上来看,其监管主要包括医疗质量和非营利性的监管。调研资料显示:民办非营利性医院的医疗质量监管主要是由卫生行政管理部门负责,且已经纳入到统一的医院医疗质量监管系统中,有比较成熟的监管制度和方法,与公立非营利医院没有明显差异。但是,在非营利性的监管方面,由于2000年卫生和人口计划生育委员会《关于城镇医院分类管理的实施意见》颁布实施以后才开始引入"非营利性医院"的概念,对非营利性的内涵认识仍较为模糊,对"非营利性医院"的分类改革也缺乏配套政策和措施,且由于民办非营利医院自身的特殊性,体现为更多的监管盲区和不协同现象。

目前,我国对民办非营利性医院的外部监管仍采取政府部门为主导方的行政监管模式。在实践中该模式暴露出不少问题,主要表现为以下几点:

(1) 法律性质定位不清。近年来,国家鼓励社会资本办医,尤其是举办公益性医院。但目前民办非营利性医院的法律基础较为陈旧,自1998年后再未更新,规制内容仅限于对民办非企业单位的登记、年检和注销等方面。

(2) 监管职能分散。目前我国政府对医院监管职能分散于民政、卫生、税务、审计等部门。其中,物价部门审核民办非营利医院是否执行国家指导价格,民政部门的年检审核其财务状况、资金来源和使用情况,税务部门审核其是否符合免税要求。

(3) 缺少统一的会计制度,财务监管混乱。当前民办非营利性医院在民政部门登记注册为民办非企业单位,按规定应执行《民间非营利组织会计制度》。但根据我国《医院管理条例》规定,民办非营利医院要接受卫生主管部门监管,按《医院会计制度》要求报送有关会计信息资料。

(4)监管重点仍停留在准入制度,缺乏持续动态监管。目前对民办非营利医院的监管依据主要是《民办非企业单位登记管理条例》和《医院管理条例》。在日常管理和年终审核中,卫生行政部门和民政部门均缺乏动力,监管效果不佳。

第二节　民办非营利医院监管中的制度设计漏洞

在我国,由于民办非营利医院诞生的时间不长,国家相关的法律法规建设相对滞后,民办非营利医院既要达到医疗质量等方面的医疗卫生行业监管要求,又要满足盈余不能分配等免税条件,因此,需要接受来自卫生行政、民政、税务等多部门的监管[96]。在目前的制度环境和监管体系下,民办非营利医院的监管效果如何,在制度设计方面存在哪些瓶颈都是亟待研究的问题。

本章节在文献检索的基础上,选择了民办非营利医院相对较为集中的湖北、广东、江苏三省共6个城市进行现场调研,共调研民政部门6处、卫生行政部门8处、物价部门2处、税务部门2处、民办非营利医院10所、民办营利性医院12所。调研方法包括半结构化访谈、焦点组座谈和历史数据收集等,共访谈42人,焦点组座谈2次。现场调研数据分析发现,目前有相当一部分民办非营利医院游离于监管之外,究其原因,与我国民办非营利医院在准入、变更流程和非营利性方面的监管存在巨大的制度设计漏洞有关。

一、准入流程中的制度设计漏洞

（一）准入流程

目前，在我国，要成立一家民办非营利医院，根据《关于城镇医院分类管理的实施意见》（卫医发[2000]2331号）规定，医院需要书面向卫生行政部门申明其性质，由接受其登记注册的卫生行政部门会同有关部门根据医院投资来源、经营性质等有关分类界定的规定予以核定，在执业登记中注明"非营利性"。具体要经历以下五个主要步骤（如图6-1）：

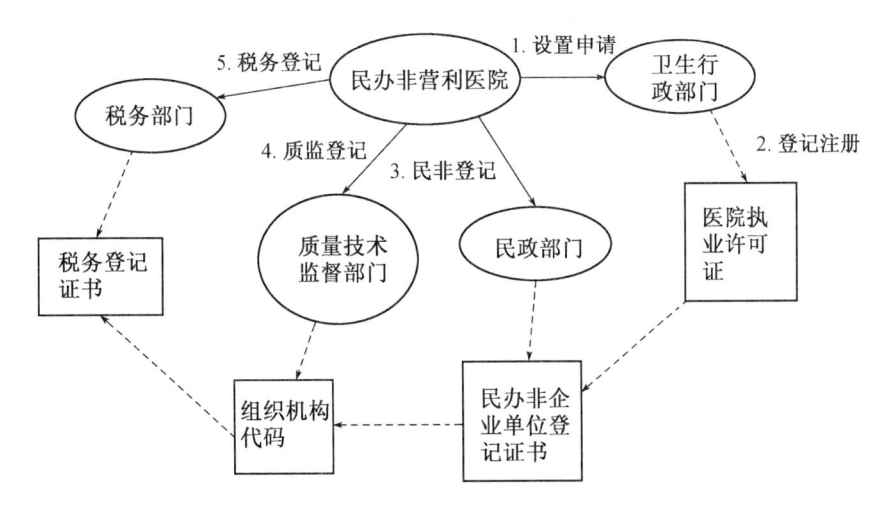

图6-1 我国民办非营利医院的准入流程

步骤一：提交设置申请。申办机构向卫生行政部门提出书面设置申请，获批后可以开始医院建设。步骤二：卫生行政部门审批和登记注册。由接受其登记注册的卫生行政部门会同有关部门根据医院投资来源、经营性质等有关分类界定的规定予以核定，在执业登记中注明"非营利性"或"营利性"。若审批成功，医院在获得医院执业许可证后即可开业。步骤三：民政部门登记注册。向民政部门申请民办非企业单位登记，获批后可获得《民办非企业单位登记证书》。步骤四：质量技术监督部门登记，获得组织机构代码。步骤五：税务登记。登记后可从税务机关领取发票、办理纳税申报、企业所得税免征备案等事务。

在以上准入流程中,卫生行政部门主要负责按照《医院管理条例》,对申办医院的人员、场所、资金等资质进行查验和审批,确保符合医院的设置标准;民政部门主要负责对民办非营利医院进行"非营利性"的监管,包括盈余是否分配等;质监部门负责组织代码的管理;税务部门根据医院的运行情况,对医院的税收减免进行监管。

(二)"非营利性"监管的断裂链

从以上步骤可以看出,只有拿到医院执业许可证以后,才可以拿到非营利单位登记证书、税务登记证书、组织代码等。因此,在整个准入流程中,卫生行政部门的审批是至关重要的一环。但是,现场调研资料却显示,虽然有以上程序的准入设置,我国却有部分民办非营利医院并没有去民政部门登记注册,即在以上准入流程中,进行到步骤二就终止了,如在湖北省某市的一个城区,民办非营利医院有7家,但是在民政部门登记注册的只有4家。

从制度层面来看,《关于城镇医院分类管理的实施意见》中明确指出:取得《医院执业许可证》的营利性医院,需要按有关法律法规到工商行政管理、税务等有关部门办理相关登记手续,但是并没有明确规定新成立的民办非营利医院在取得《医院执业许可证》后,还需到民政、税务等部门登记。由于我国卫生行政部门主要负责医疗质量和医疗服务行为方面的监管,民政部门、税务部门主要负责民办非企业单位非营利性,如利润是否分红等方面的监管,这些医院只凭借卫生行政部门颁发的医院执业许可证就开始开业行医,长期游离于民政部门、税务部门非营利性监管的范围之外,形成非营利医院监管流程中明显的断裂链(如图6-2),造成非营利医院"虚假非营利"现象,长期下去会破坏医疗市场公平竞争的秩序[97]。

```
卫生行政部门 ──审批──┐        监管   民政部门
         │          │         
         ▼          ▼         免税   税务部门
   医院的行医条件   医院的性质
         │          │              "非营利性"监
         ▼          ▼              管的断裂链
   医院执业许可证   卫生机构代码
         │          │
         └────┬─────┘
              ▼
           医院开业
```

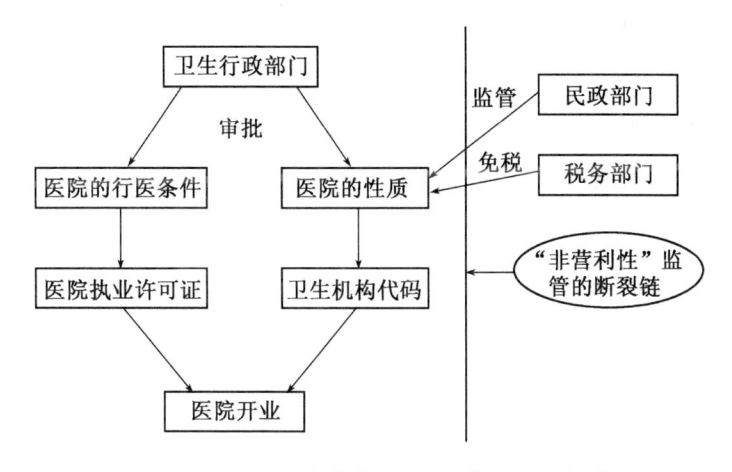

图 6-2 我国民办非营利医院监管的"断裂链"

二、"非营利性"变更为"营利性"医院中的制度设计漏洞

（一）机构性质变更流程

根据《医院管理条例》，民办非营利医院若要变更为民办营利性医院，目前的流程为直接向卫生行政部门申请，提交《医院性质变更批准书》、有关财务报表等材料，由卫生行政部门负责审批。审批完成后，再去工商和税务部门登记注册。

（二）缺乏资产清算过程

根据《民办非企业单位登记管理暂行条例》第十六条，民办非企业单位在办理注销登记前，应当在业务主管单位和其他有关机构的指导下，成立清算组织，完成清算工作，也就是说，清算工作应该由民办非营利医院的业务主管部门——卫生行政部门牵头进行。但是，卫生行政部门进行医院性质变更的主要依据是《医院管理条例》（国务院令第 149 号）和《医院管理条例实施细则》（卫生部令第 35 号），这两部法规中均未提及变更医院性质时的清算程序。而《中华人民共和国企业所得税法》中又明确规定，该类组织注销后的剩余财产用于公益性或者非营利性目的，或者由登记管理机关转赠

给予性质、宗旨相同的其他组织，并不能直接转给营利性医院的所有者，以上几种法律法规之间未能形成较好的衔接，甚至相互冲突，进而导致在变更流程中资产清算环节存在漏洞。

　　现场调研显示，非营利医院与营利医院变更流程各省市存在一定差异性，目前尚缺乏法律层面的规范操作流程。在部分税务监管相对严格的地区，如江苏省宿迁市，民办非营利医院需要补交在非营利经营期间的所有税款，才能在卫生行政部门办理变更手续，在一定程度上杜绝了非营利性医院与营利性医院之间随意转换的现象。但是，在监管相对松散的部分地区，医院性质的变更在卫生行政主管部门即可完成。如一家非营利医院要申请变更为营利医院，向卫生行政部门提交一张医院性质变更批准书，通过审批即可变更成功。单位的公共关系手段是变更成功的重要因素，程序中并没有涉及医院资产的清算过程，由此造成医院变更"非营利性"和"营利性"性质过于随意，不仅带来社会资本的流失，也在一定程度上违背了《中华人民共和国企业所得税法》。

三、"非营利性"监管中的制度设计漏洞

（一）"非营利性"监管的现状

　　目前，我国民办非营利医院"非营利性"的监管散见于各个部门[98]，根据《关于城镇医院分类管理的实施意见》，关于"非营利性"的认定主要有执行政府规定的医疗服务指导价格、收支结余只能用于自身的发展两种基本特征，以上两种特征的监管由物价部门、民政部门和税务部门进行（如图6-3）。其中，物价部门审核民办非营利医院是否执行国家指导价格，民政部门的年检审核其财务状况、资金来源和使用情况，税务部门审核其是否符合免税要求。

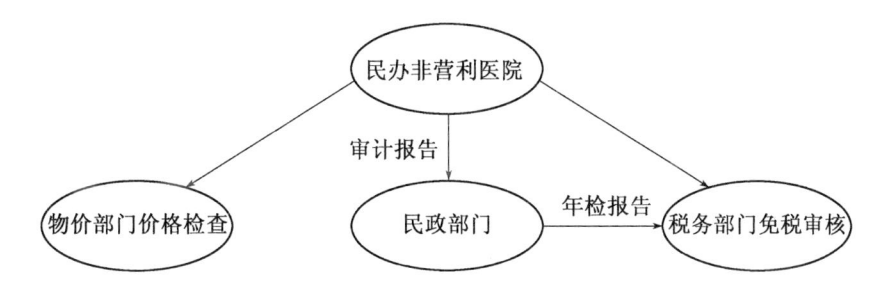

第六章　民办非营利医院监管制度中外对比分析

图 6-3　我国民办非营利医院"非营利性"监管流程

（二）缺乏协同监管机制

1. 审批权与监管权不匹配

一般来说，行政单位是本着"谁审批，谁监管"的原则，但目前我国医院是"营利性"还是"非营利性"的审批权在卫生行政部门，对"非营利性"的监管权却在民政部门、税务部门及物价部门。由于审批权与监管权不匹配，加上条块分割的行政部门设置，卫生行政部门并未形成与其他相关部门协同监管的格局[99]，形成民办非营利医院"非营利性"监管中的制度设计漏洞。

2. 民政部门与卫生行政部门之间缺乏协同监管机制

原则上，民政部门要对非营利性医院一定时间段内的医疗经济运营状况进行审核，以确保其资金用于医院的发展，而不是职工和董事的"分红"。对于违规操作的医院，一经发现，由民政部门进行处罚，轻则罚款，重则吊销其民办非营利机构证书。但目前作为监管方的民政部门并未对年检结果给出公开的信息披露，卫生行政部门并不清楚民政部门的年检结果。调研中发现，大多数卫生行政部门对此问题的回应是，如果出现非营利医院违规违纪的现象，按照相关规定，在接到民政局处罚建议的同时，卫生行政部门会做出相应的处理，由于缺乏协同监管机制，其对医院"非营利性"的监管完全处于被动状态。

四、弥补制度设计漏洞的相关政策建议

(一) 完善准入流程,保证民政、质监、税务部门对民办非营利医院准入的监管

准入流程方面的制度设计漏洞主要表现为卫生行政部门与其他部门之间缺乏长效规范的沟通机制。可以考虑将原来的卫生行政部门登记注册颁发行医许可证改为颁发临时执业许可证,凭借临时执业许可证去民政部门、质监部门、税务部门办理相关手续,办完手续后增加一个环节,即依据这些部门颁发的相关注册证书,再去卫生行政部门领取医院执业许可证,医院才可以正式开业(如图 6-4),这样可以有效杜绝部分医院不去民政部门登记等不规范的行为。

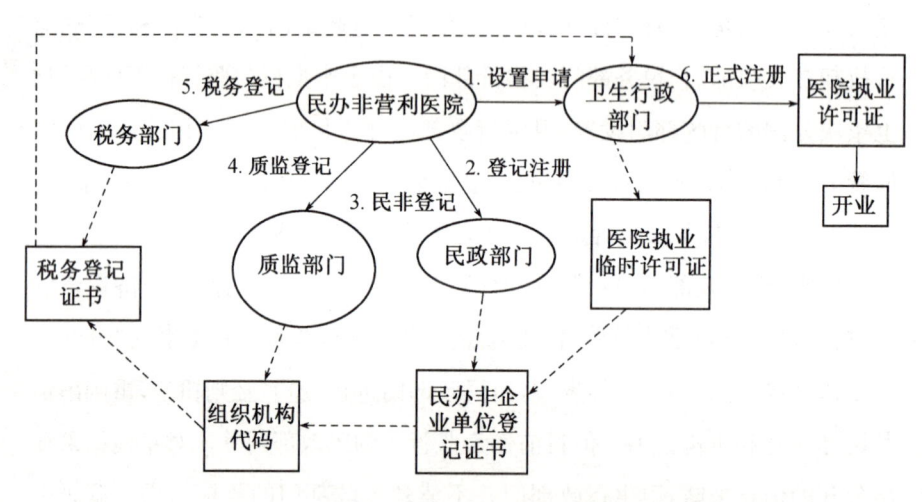

图 6-4 我国民办非营利医院准入的优化流程

(二) 加入资产清算或补缴税款程序,提升民办非营利医院性质变更相关法律法规的协同性

性质变更流程方面的制度设计漏洞主要表现为《医院管理条例》与《民办非企业单位登记管理暂行条例》、《中华人民共和国企业所得税法》之间缺乏协同性,后两部法律法规明确规定民办非营利医院在注销时需要清算程

序,但前者并未提及清算,而性质变更主要是卫生行政部门依据前一部法规进行,因而民办非营利医院在性质变更时缺乏重要的清算过程,与后两部法规相悖。为了防止社会资产的流失,可以考虑在卫生行政部门审批时,在提交的材料中加上一份审计部门提供的清算报告或税务部门的缴税证明,或者直接在《医院管理实施细则》中依法加入资产清算或补缴税款的相关条例,这样一方面可以避免法律法规之间的不衔接,另一方面也使卫生行政部门的审批工作更具有操作性。

(三)建立协同监管流程,保证各部门对医院"非营利性"的全面监管

一家非营利医院之所以选择"非营利性"的机构性质,最大的红利是相关税款的减免,纵观世界各国对医院"非营利性"的监管,也都是从税法的角度进行[100]。如美国《美国国家税收法》和《病患保护与平价照护法案》对医院"非营利性"从盈余分配到社区责任都有详细的规定,对医院的"非营利性"有明确的诠释,从而使"非营利性"的监管更有针对性和可操作性[98]。我国2014年出台的《财政部、国家税务总局关于非营利组织免税资格认定管理有关问题的通知》(财税[2014]13号),也进一步明确了医院"非营利性"的监管主体是税务部门,但由于我国医院"非营利性"的内涵诠释在法律法规层面并不完全一致,如《关于城镇医院分类管理的实施意见》中指出:非营利性医院执行政府规定的医疗服务指导价格,享受相应的税收优惠。目前的情况是对医院价格的监管在物价部门,而在税务部门进行免税资格审核时未要求提交物价部门监管的相关结果,从而形成制度之间的盲区。

鉴于以上情况,建议建立协同一致的监管流程,首先明确医院"非营利性"的监管主体是税务部门,而税务部门监管应该建立在卫生行政部门、民政部门和物价部门监管结果的基础上,做出是否减免税收的决定。具体操作可以考虑在税款减免申请时要求提交物价部门、卫生行政部门和民政部门的监管报告,进而从医疗服务价格、盈余分配情况等方面对医院"非营利性"进行全面监管。

（四）改善民营医院政策环境，疏导民营医院性质变更现象

调研资料显示：湖北省自 2004 年起，一小部分民办营利性医院开始向民办非营利性医院转变，其中，既包括规模较大的三级专科医院，也包括部分中等规模的民办营利性医院。但是，在改革开放的前沿阵地——珠海和深圳，鲜见民办营利性医院向民办非营利性医院转变的现象。根据调研资料的初步分析，近年来湖北民办营利性医院向非营利性医院转变的主要目的有躲避税收、提高民营医院的美誉度、向政府靠拢争取相关资源。目前，民营医院普遍面临较大的生存压力[101]，其经营状况与政策环境是导致民营医院变更为非营利性医院的主要原因。而在医疗服务市场化程度相对较高的珠海和深圳地区，由于民营医院进入比较早，经营状况相对较好，近年来民营医院的政策环境也得到较大改善，通过变更医院性质来躲避税收或争取某些应得的政府资源的内在驱动力不足。目前民办医院的生存环境亟待改善，变更医院性质只是在民办医院非常弱势的生存环境下的一个无奈选择，医院性质变更现象的治理也是宜疏不宜堵，要通过改善民营医院的政策环境，从根本上解决问题。

第三节 中外民办非营利医院监管体系的对比分析

美国是全球市场经济发育成熟的资本主义国家，其对民办非营利性医院的监管较长，制度体系相对完善，对以美国为代表的发达资本主义国家民办非营利医院监管体制的研究，将为我国医疗市场的外部监管提供借鉴。

一、中美民办非营利医院的监管主体

美国的民办非营利医院早在 16～17 世纪就已出现，在其发展过程中，监管主体逐渐明确，主要包括政府、行业协会、医疗保险机构、监事会、患者、

新闻媒体、社会大众监管等。政府作为首要的外部监管主体,主要通过税收对医院实施间接监管,包括所得税的免除、发行免税债券、捐赠的税收优惠等。行业协会是医疗行业互律的主要平台。在美国,不仅有慈善咨询服务组织、国家慈善信息局、行业机构等组织从慈善标准评估非营利医院的运行,还有医疗卫生机构评审联合委员会、美国医院协会和行业医师协会等专业协会进行监管。在商业保险发达的美国,90%左右的医疗费用都是通过第三方付费的方式来支付的[102]。保险机构承担了大量的第三方付费功能,也是重要的外部监管主体。如蓝十字、蓝盾等私立保险公司和国家救助医疗保险、老年医疗保险、贫困医疗保险等医疗保险计划承担了大量的医疗支付任务。在内部治理方面,美国民办非营利医院有一套完整的内部治理机制,主要包括职业经理人、董事会、协商委员会、辅助机构。董事会或理事会是医院治理的核心[103],同时设置协商委员会制,包括财务委员会、医疗失误及质量委员会、计划委员会、人力资源委员会、资金募集委员会等,共同实现对医院的内部治理。信息透明是患者、新闻媒体和大众监管的前提。美国民办非营利医院明确按照非营利组织管理,实施强制性的信息披露制度。同时,被称为"第四种权力"的新闻媒体也充分发挥了舆论监管作用。

中国对非营利性医院外部监管主要是政府部门为主的行政监管模式。但与美国不同的是,中国政府监管的职能分散于民政、卫生、税务、审计等部门。就行业协会监管而言,虽然有中国医师协会、中国医院协会等行业组织,但这些组织大部分是政府部门附属的事业单位,受卫生部等行政部门的领导、监督和管理,尚不是实质上的行业互律组织。中国的医疗保险以国家医疗保险为主,商业医疗保险为辅,因而主要的监管主体是各类政府部门或其下属的事业单位。如城镇职工基本医疗保险和城镇居民基本医疗保险的主管和经办机构是各级人力资源和社会保障部门,新型农村合作医疗为各级卫生部门,大病医疗救助为各级民政部门[104]。在内部治理方面,中国大部分民办非营利医院的规模较小、发展缓慢,以合伙办院的方式居多,所有权和经营权没有分离。在中国,民办非营利医院内部虽然设有董事会,但董事会成员主要是医院股东或投资者,与医院有重要利益关系。另外,目前中国由于信息披露制度的不健全,患者、新闻媒体和大众等监管主体难以发挥作用。此外,新闻媒体的不实报道也影响了舆论监管的可信度。

二、中美民办非营利医院监管内容

民办非营利医院的监管主要包括医疗质量的监管和"非营利性"的监管,在实际工作中,"非营利性"的监管内容表现为准入、税务和财务监管。

美国的民办非营利医院属于非营利性组织,其注册准则和流程只需满足非营利性组织的注册要求即可申请成功,准入方面的门槛较低,监管的重点在于医院日常运营。非营利医院最大的红利是相关税务的减免,纵观世界各国对医院"非营利性"的监管,都是从税法的角度进行的[100]。美国的税收政策可以分为三个层次,一是美国国内税务局规定非营利医院获得联邦税免税资格的基本条件是提供社区卫生服务;二是基于不同标准,对非营利医院所在地区实施不同的消费税、财产税和其他税收减免政策;三是对从股票市场筹集资金发行的股票实行免税[105]。在美国,在财务上集团实行集中管理模式,各医院的财务由集团或区域财务结算中心负责管理和核算,各医院一般只设报账员,向结算中心支付管理费[106]。同时,政府专门指定美国财务标准董事会和注册公共会计事务所对非营利医院的财务进行管理。

中国民办非营利医院的准入较为繁复,需要向卫生行政部门提交设置申请,获得卫生行政部门的审批和登记注册后才能到民政部门进行民办非企业单位登记,然后在质监部门和税务部门进行税务登记并备案。目前,中国对慈善组织的税收优惠存在组织歧视、欠缺执行配套措施和漏税监管等问题[107]。民办非营利医院的税收标准更没有明确的政策规定,税务部门、民政部门、卫生部门对民办非营利医院是否营利的认定产生争议,主要表现在:税务部门认为民办非营利医院是民营机构,应交税;按非营利的性质定性,卫生部门和民政部门认为不应交税。且目前我国医院是"营利性"还是"非营利性"的审批权在卫生行政部门,对"非营利性"的监管权却在民政、税务及物价部门。由于制度之间的不衔接,审批权与监管权不匹配,直接导致外部监管主体之间的不协同现象[99]。在财务监管方面,中国民办非营利医院目前尚未形成集团化发展的格局,一般医院内部设有专门的会计人员对医院财务实施管理。且由于缺乏从财务角度对医院"非营利性"的诠释,目前尚未建立相应的财务外部监管制度。

三、中美民办非营利医院监管相关的法律法规

美国主要从非营利组织的角度,通过税法规制对民办非营利医院进行监管,相关的法律法规较为完善。如《美国国家税收法》规定了非营利医院的四个基本条件:① 非个人利益的公益性机构;② 不得参与政治活动和与医院业务无关的集团活动,不得接受政治性捐款;③ 不得进行资产分配和支付额外工资;④ 关闭时不得对私人分配资产。近年来,美国又颁布了《病患保护与平价照护法案》,该法案中的第 9007 条对非营利性医院的免税资格提出了更加严苛的要求。另外,美国的非营利医院按非营利组织的要求进行管理,注销时,遵循非营利组织规定,需在 60 日内查清账目,向州务卿办公室报告,提供相关材料以接受资产审查。如不提供任何材料,税务局将会取消其免税资格,对财产进行评估清理,若资不抵债,司法局将会冻结其现存财产,且注销名称。

中国主要从民办非企业单位的角度对民办非营利医院进行监管,目前的法律法规尚未体现"非营利性"的内涵。虽然《关于城镇医药卫生体制改革的指导意见》(国办发[2000]16 号)提出将医院划分为非营利性和营利性两类进行管理,但是与之配套的税收法律制度却未能建立。目前,关于民办非营利医院监管的法律法规较为混乱,缺乏系统的设计和新旧制度之间的

衔接。民办非营利医院不仅要满足《企业所得税法》第 26 条,《企业所得税法实施条例》第 84 条、第 85 条的有关规定,还要在符合《财政部、国家税务总局关于非营利组织企业所得税免税收入问题的通知》(财税[2009]122号)、《财政部、国家税务总局关于非营利组织免税资格认定管理有关问题的通知》(财税[2009]123 号)的要求后才能申请免税资格。由于缺乏国家层面的明确规定,地区税务部门有较大的自由裁量权,各地民办非营利医院的免税规定不一。

在机构性质变更和注销方面,根据《民办非企业单位登记管理暂行条例》,民办非企业单位在办理注销登记前,应当在业务主管单位的指导下,成立清算组织,完成清算工作。但是,卫生行政部门进行性质变更的主要依据是《医院管理条例》和《医院管理条例实施细则》,这两部法规中均未提及变更医院性质时的清算程序。而《中华人民共和国企业所得税法》中,又明确规定该类组织注销后的剩余财产用于公益性或者非营利性目的,或者由登记管理机关转赠给予性质、宗旨相同的其他组织,并不能直接转为营利性医院的所有者,以上几种法律法规之间未能形成较好的衔接,甚至相互冲突,进而导致变更流程中资产清算环节的漏洞。

四、美国民办非营利医院监管体系的启示

通过比较分析中美民办非营利医院的监管体系,我们认为我国民办非营利医院的发展需要从两方面着手:一方面,完善"非营利性"监管相关的法律制度建设;另一方面,建立多层次、多元化的监管体系规范其发展。

政府对医院监管的基础作用不容忽视。政府不仅应根据医院发展的最新进展制定与之适应的法律法规,支持和引导其稳步发展,各部门更应在明确职能的基础上相互配合,共同监管医院运行。此外,大力鼓励行业协会、第三方支付机构、新闻媒体社会大众等社会力量从外部对医院进行有效监管,尤其是充分发挥医疗保险等第三方监管主体的作用,最终建立起政府、市场、社会相互协调的多元监管体系。

法律对民办非营利医院的界定至关重要。在国家政策鼓励下,我国民办非营利医院逐渐发展壮大,但是法律并未对其明确定性。目前,民办非营利医院受两类医院分类方式的影响,在运行中不仅要遵循民营医院政策规定,而且也受到非营利医院的文件约束,当两种分类发生冲突时,民办非营利医院往往受到双重打击。针对此种情况,国家应尽快出台相关法律法规,对民办非营利医院的性质、分类和税收进行明确规定,为医院的发展创造良好的宏观政策环境。

美国有专门的税收法律制度对非营利医院的税收实施减免,且医院在运行过程中的政府财政资助比例约占其收入的30%[108]。而我国民办非营利医院由于其非营利性,不仅要遵循国家统一指导价格,而且还要承担部分政府指令性公共卫生服务任务,但履行同样职能的公立医院可以得到政府补贴,而鲜有民办非营利医院得到政府补助。在不平等的竞争环境下,大多数民办非营利医院的生存如履薄冰。鉴于此,国家应该通过政府补助或购买服务的方式支持民办非营利医院承担一部分的公共服务项目。同时,税务部门亟需出台相应的税收优惠政策,并对其免税资格和免税范围进行具体规定。

我国的民办非营利医院整体发育较晚、规模较小,发展仍处于探索阶段,内部治理也未发育成熟。相较于国外,我国大部分民办非营利医院都是由社会资本投资建立,实行股份制,股东就是医院董事,负责医院的重大发展决策。在缺乏内部监管机制的情况下,由于社会资本的逐利性,医院虚假非营利现象时有发生。因此,政府应该用公权力对医院治理结构进行干涉,要求医院建立医院章程,健全内部管理制度,设置董事会和监事会,建立完善的内部自律机制,以此来保障医院的非营利性。

第七章
公立医院外部监管的利益相关者分析

第一节 利益相关者参与公立医院外部监管的必要性分析

首先,从法学的角度看,企业是一种契约组合的平台,契约一般分为古典契约、新古典契约和关系契约。"股东至上"的传统企业理论将契约视为"新古典契约",而利益相关者理论将企业更多地视为"关系契约"的组合[109],作为与大众生活息息相关的医疗服务提供机构,公立医院拥有众多的"关系契约人",他们处于公立医院的内部或外部,均可显著影响医院的经营和发展,或被医院经营发展显著影响。随着我国市场经济体系的不断完善、卫生体制改革的不断深化及和谐社会的构建,医疗服务的供需状况发生了很大变化,公立医院逐渐演变为各利益相关者缔结各种契约的连接体,公立医院利益相关者群体对医院生存与发展的作用越来越大。公立医院在进行重大决策时,不仅要考虑自身的利益,也要考虑医院所有利益相关者的利益[110],通过各方利益的协调与平衡,实现公立医院的良性健康发展。

其次,严格上说公立医院是政府利用公共税收资金出资举办的,是政府行为的组成部分和延伸,其行为必须体现出资人即政府的意志。而政府的意志是全体公民通过政治过程赋予政府的,是全社会公众利益最大化的体现[111]，政府支出来源于民众缴纳的税收，本质上公立医院是全体公民所有，因此，公立医院必须体现政府的意志，并且通过体现政府意志来实现人民利益。政府举办公立医院的最终目的是促进和改善居民健康，政府举办公立医院目的是否实现的表现之一就是各利益相关者的利益诉求是否得到有效满足，因此，从这个意义上说，全体公民有参与公立医院治理的权力，而且应该参与到公立医院的监管中。

再次，改革开放以来，公立医院自主权不断扩大，逐步形成了公立医院所有权和经营权相分离的治理模式，公立医院实际控制权委托至经营管理者手中，政府与医院经营管理者之间形成了一种委托代理关系，政府委托医院管理者对医院进行治理，政府是委托人，医院管理者是代理人，根据委托代理理论可知，由于代理人的"理性经济人"特性和医疗服务领域的信息不对称性，使得代理人与委托人的目标利益不一致，医院管理者追求医院经济利益最大化，不断扩大医院规模，而偏离了政府举办公立医院的社会公益性目标；此外，政府与公民之间也是一种委托代理关系，全体公民通过政治过程赋予政府权力，政府支出来源于民众缴纳的税收，公民委托政府举办医院，对全体人民负责，但是政府的"理性经济人"角色也决定了其不可避免地追求自身经济社会利益，权力寻租现象难免，而且很可能被某些利益集团俘获，政府难以忠实代表公众利益，存在一定程度的"政府失灵"，这两层委托代理关系决定了委托代理风险的存在，仅靠医院内部治理和政府监管，难以对公立医院形成有效约束，因此，需要更广泛的外部监督主体参与到公立医院的监管中来，形成更加公开、透明、独立、可问责的监管局面，改善委托代理关系中监管疲软无力、"医院内部人控制"等弊端，通过各外部监管方的利益表达，与公立医院内部治理形成制衡，对公立医院形成有效的规制，促进公立医院的良性发展。

最后，公立医院提供的医疗服务是高度专业性的，公立医院本身是一个复杂的综合体，对其的有效监管需要掌握各种信息和知识，利益相关者的参与有利于充分利用各方的优势,通过相互有效的信息沟通,从而减少监管过程中信息不对称的现象,提高监管效率。

第二节 公立医院外部监管的必要性分析

一、公立医院医疗服务的特殊性

(一)医疗服务供给的垄断性

医疗服务关乎个人生命健康,对于患者来说,医疗服务是一个缺乏需求弹性的服务;另外由于医疗服务具有极强的专业性和技术性,从而导致了医疗服务的不可替代性,在医疗服务的过程中供方处于主导地位,作为需方的患者对于接受什么样的服务以及服务的价格都只能听从,他们无法判断医疗服务质量的优劣,因此,需要有医疗专业知识相关者的介入,对公立医院的医疗服务行为进行监管,以防止垄断带来的弊端。

(二)医疗服务市场的信息不对称性

医疗服务极强的技术性和专业性,决定了医疗服务市场存在严重的信息不对称性。这种信息不对称不仅存在于医方与患者之间,也存在于医方与政府之间、医方与医疗保险机构之间。在医疗服务的过程中患者对于自己的病因、病情、治疗方案等要完全听从医生的安排,患者无从辨别,作为"理性经济人"的医生为追求自身经济利益最大化,很可能会利用自己的信息优势和技术垄断进行诱导需求,为病人提供过度的或不必要的医疗服务,导致医疗费用的快速上涨和患者的经济负担加重,同时医方与政府、医疗保险机构之间的信息不对称会造成服务购买及付费过程中的风险,因此,垄断和信息不对称导致的医疗领域的"市场失灵"要求外部监管者对医疗服务领域进行必要的干预,以规制医院不合理、过分地追求经济利益的行为[28,112]。

(三)医疗服务市场存在付费的第三方

由于疾病的不确定性,以及重大疾病的医疗费用往往超越个人(家庭)的经济承受能力,需要政府或商业机构提供相应的保险机制,但是这种第三方付费的制度设计很容易导致道德上的风险。从公立医院提供医疗服务的角度来说,医方可能会不计成本地使用医疗资源,包括医院无限制地扩大诊疗设备投资,医生选择昂贵而疗效不确定的药品和诊疗手段等,然而,药品和诊疗手段的过度使用,不仅浪费了医疗资源,而且可能危害患者健康,由此可见,加强外部监管是在第三方付费条件下防范道德风险不可或缺的手段[2]。

医疗服务供给的自然垄断性、医疗服务市场的信息不对称性以及医疗市场付费第三方的存在导致了医疗领域的市场失灵,这决定了需要对公立医院进行科学、规范、合理的监管,才能确保其在市场竞争中的良性健康发展。

二、我国公立医院的公益性

"人人享有健康"已经成为基本人权理念的一部分,然而在收入差距难以消除的现代社会,政府不得不动用公共资金来提供公共卫生和基本的医疗保障,以确保所有社会成员都能够得到必要的保健和医疗服务,平等健康权的保障决定了医疗服务应具有公益性质,也决定了我国公立医院的非营利性,它们享受税收优惠和公共补贴。所谓公立医院的公益性是指公立医院的行为和目标与政府意志相一致,进而与社会福利最大化的目标相一致[113]。然而,由于医疗服务的垄断性、信息不对称性等特征,并且随着社会主义市场经济的发展及医疗卫生改革的深入,公立医院自主权扩大,公立医院的医疗服务行为逐渐偏离了公益性的轨道,因此,为了保证医疗服务的公平可及,提高医疗服务的效率,从而实现社会福利最大化的公益性目标,需要从公立医院外部利益相关者的角度加强对公立医院的监管,通过外部利益相关者利益诉求的表达,实现社会各方利益的平衡。外部监管将促进公立医院内部机制的优化与创新,有利于促进公立医院自身的发展,通过加强医疗服务监管，推进公立医院改革，引导和促使医疗机构规范执业行为，重视内涵建设，加强医疗质量安全管理，提高医疗服务水平，遏制医药费用的不合理增长，为群众提供安全、有效、方便、价廉的医疗服务，更好地实现、维护和增进群众的健康权益，维护公立医院的公益性。

第三节 政府监管的利益相关者分析

一、政府监管应处于主导地位

依据宪法原则和执政党纲领，政府对全体公民健康保障承担责任，需要构建卫生保障体系和确立服务规则[17]。我国的公立医院是政府实行一定福利政策的社会公益事业，政府出资举办公立医院，其目的是实现其维护全民健康的社会公益性政策目标，因此，从政府利益诉求上说，政府理应参与公立医院监管，政府应该成为公立医院监管主体中的主导力量。

医疗服务的自然垄断性、信息不对称性、第三方付费、公共物品、外部性等造成医疗服务领域的"市场失灵"，如果放任自流，会导致不公正和低效率，这必然要求政府在医疗服务领域有所作为，对医疗机构实施宏观管理和规制。按照公共利益理论的观点，政府是公共利益的代表，政府作为慈善的、无所不能的机构代表公众，通过宏观资源配置和调控，对市场做出理性调整，使市场过程符合帕累托最优原则，以实现社会福利最大化。政府管制是对市场市失灵的回应，是对社会公正和效率需求所做的无代价、有效的、仁慈的反应[24]。此外，在监管能力和监管资源方面，政府都有着先天的、得天独厚的条件，政府掌握着集中统一、规模最大的人力资源、物力资源、财力资源和技术资源，它可以通过政府具有的权威和公信力的政治优势、政策法规的制定、对资源的宏观调控和配置等行政手段的强制执行来矫正市场失灵带来的各种违背政府办医意志的情况，从而弥补市场失灵的缺陷。

因此,经过此利益相关者分析,可以看出政府在公立医院外部监管的主体中应该处于主导地位,在公立医院监管中应发挥主要作用,应该建立以政府监管为主导的公立医院外部监管体系,这样才有利于切实维护公立医院的公益性,促进公立医院健康有序发展,维护人民健康。

二、政府对公立医院监管现状

(一) 政府对公立医院的监管主体及其职能

政府作为公立医院的所有者代表,经过国家卫生行政管理部门多年的分权再分权,监管公立医院的主体已经极度分散,其监管职能分散在卫生、财政、发改、物价、编办、医保、组织人事等不同部门之中。

1. 国家发展和改革委员会

发改委宏观控制医疗资源的配置,其发展规划司负责审查城镇体系规划以及其他城镇化方面的规划和政策,参与新建医院的规划,价格司下属的医药价格处负责拟定医药价格收费原则及作价办法并进行审核和监督。

2. 国家财政部

财政部的社会保障司负责将与公立医院有关的预决算纳入中央社会保障预决算,并拨付相关款项,此外,社会保障司承担社会保险基金财政、监管工作,并审核全国社会保障基金、预决算草案。

3. 国家卫生和计划生育委员会管辖的国家食品药品监督管理局

药品注册司组织拟定国家药品标准、直接接触药品的包装材料和容器产品目录、药用要求及标准并负责注册,以及拟定非处方药物目录等,药品安全监管司参与拟定国家基本药物目录,以及承担药品生产、经营及医疗机构制剂配置等许可的监督工作等。

4. 人力资源和社会保障部

人力资源和社会保障部的医疗保险司统筹拟定医疗保险政策、规划和标准并拟定医疗保险基金管理办法,组织拟定定点医疗机构、药店的医疗保险服务、结算办法及支付范围等,并对医保基金的使用情况进行监管[55]。

5. 组织人事部门

我国公立医院目前具有行政事业单位法人的性质,管理人员按照行政事业单位的干部编制级别来管理,一般工作人员按照事业单位人员编制来管理,管理权限分别由组织部门和政府劳动人事部门管理[5]。

6. 国家卫生和计划生育委员会

国家卫生和计划生育委员会的人事司负责直属的公立医疗机构的人事管理工作;规划财务司负责统筹管理协调全国的卫生资源配置,管理大型医用装备的配置;医政司负责指导医院药事、临床重点专科建设、医院感染控制、医疗急救体系建设等工作,以及药品、医疗器械临床试验管理;医疗服务监管司负责建立医疗机构医疗质量评价和监督体系,建立健全以公益性为核心的公立医院监管制度;药物政策与基本药物制度司负责拟定国家基本药物的采购、配送、使用的政策,以及提出国家基本药物价格政策建议;科技教育司负责医疗卫生实验室生物安全的监督和管理工作[55]。

对于医疗服务监管方面,目前卫生行政部门内部形成了三方面的医疗服务监管力量。一是医政部门,主要职责是制定法律法规、规范标准以及实施机构、人员和技术的准入管理;二是医疗服务监管部门,主要职责是医疗机构准入之后的医疗执业活动和运行管理的规范和监管;三是卫生行政监督部门,主要职责是整顿医疗市场秩序,打击非法行医和非法采供血行为[114]。

2008年,国家卫生和计划生育委员会成立了医疗服务监管司,主要承担两方面职能:一是承担医疗机构医疗服务的监管工作,建立医疗机构医疗质量评价和监督体系,组织开展医疗质量、安全、服务、财务监督和评价等工作;二是推进改革,即承担推进公立医院管理体制改革的工作,并建立健全以公益性为核心的公立医院监督制度[114]。

(二)政府卫生行政部门对公立医院的监管活动

公立医院承担着维护全民健康的主要责任,保证医疗服务质量和安全是其永恒的主题和根本,是公立医院运行发展的核心,而医院运行监管则是为适应社会主义市场经济、适应医药卫生体制改革需要提出来的新职能、新任务、新要求,这两个方面是医疗服务监管的两大支柱,两者是相互分工、密切联系的。尽管卫生、财政、发改、人事等多个政府对公立医院监管都承担着不同的职责,也做了不同的工作,但是所有的监管工作都是为了保证公立医院的医疗服务质量和安全,提高其服务效率,规范公立医院医疗服务行为,改善患者就医体验,维护患者健康。下面从卫生行政部门加强对公立医院的监管角度,阐述当前政府部门对公立医院的监管现状。

1. 政府对公立医院的评审评价

开展医院评审评价工作是促进医院建立内部质量监控体系、提高医院质量、确保医疗安全的有效措施,既符合我国医院改革和发展的实际需要,也顺应国际医学发展的潮流,是政府加强对公立医院监管的有效措施。我国的公立医院考核工作已经进行了多年,但是尚未形成一套明确的公立医院绩效考核和反馈体制,而是主要通过开展医院评审和分级管理、"文明医院"评比活动、全国创"百佳医院"活动以及"医院管理年"活动等方式展开,组合成了一套以医疗机构评审制度为中心的管理评审体系。

从时间上来看,这一管理评审体系大致分为三个阶段。第一阶段,从20世纪70年代末到80年代末,是一个起步阶段,这一时期开展的"文明医院"评比活动也是我国医疗机构评审活动的起源[77]。第二阶段,1989—1998年,是我国医疗机构评审和分级管理的第一周期,这一时期政府颁布了《医疗机构管理条例》等一系列法律法规,将医疗机构评审从法律上明确为国家医院管理的一项制度,并在全国范围内广泛开展了医院评审工作。第三阶段,从1998年起,进入了一个研究探索阶段,这一阶段全国大规模的医疗评审工作暂时停止,随后相继开展了"百佳医院"活动、"百姓放心医院"活动、"以病人为中心,以提高医疗服务质量为主题"的"医院管理年活动",创建平安医院,加强卫生行业作风建设,北京开展创建人民满意医院活动,上海等地制定关于不良执业行为积分管理和执业许可证校验管理的规章[113]。这些活动或通过对公立医院的基本标准、服务质量、医疗安全、技术水平、管理水平、服务行为、医德医风、经济运行等方面制定评审指标,委托院外的评审委员会对其进行周期性评审、不定期重点检查,或通过社会舆论的声誉激励,或通过将不良执业积分制度与日常监管相挂钩,对医疗机构不良执业积分公示,并作为卫生行政部门对医疗机构进行校验的依据之一,又或通过将评审结果与医疗机构执业许可证校验工作联系起来等方式,督促了公立医院加强内部管理,在一定程度上促进医疗机构医疗质量的提高、技术进步和医德医风的改善。

2. 公立医院"管办分开"的探索

我国对"管办分开"的理论和实践探索始于20世纪90年代末的经济体制改革,随后逐渐延伸扩展至其他社会服务领域。2009年《中共中央国务院关于深化医药卫生体制改革的意见》(以下简称《意见》)中指出,改革公立医院管理体制、运行机制和监管机制,积极探索"管办分开"的有效形式。随后2010年《关于公立医院改革试点的指导意见》也明确规定,改革公立医院管理体制,积极探索"管办分开"的有效形式,按照医疗服务监管职能与医疗机构举办职能分开的原则,推进公立医院统一管理,从制度层面上给予了"管办分开"改革以肯定,各地纷纷进行"管办分开"的探索。但是目前各地对"管办分开"的基本含义、性质和目的的理解都不尽相同,国内也没有权威系统的定义,使得各地"管办分开"的探索呈现多样化的形式。

但是一般意义上人们通常所理解的管办分离是:"管"是指监管,即医疗卫生主管部门对医疗机构实施监督管理的职能;"办"是指运行管理,即医疗机构进行日常医疗服务的管理职能。"管办分开"是将监督管理与经营管理职能分开,由两个独立的部门分别承担,各司其职,是行政监管主体与医疗机构经办主体之间关系的适度分离措施的综合。其核心是转变政府职能,厘清政府对公立医院管理的权力和责任范围,将公共管理和出资人的职能分离出来,重点强化政府的宏观调控、公共卫生和行业监管等职能,同时赋予医院更大的自主权,调动管理者和医务人员的积极性,完善医院内部管理制度,提高服务质量和效率,从而科学合理地划分、调整、重新界定政府监管职责与医院经办责任的边界,确定政府宏观监管职能与医院内部经营管理之间的边界,形成决策、执行、监督三者权责分明、协调配合、相互制约的管理体制,这也是现代监管制度的原则[115-117]。

针对当前政府对公立医院监管面临的监管权力高度分散、监管效率相对较低的问题,各地都在进行"管办分开"、完善政府监管职能的探索,根据对"管办分开"的理解以及各地经济发展、人口分布、医疗卫生状况等特定背景,在具体的实践探索中,形成了各种"管办分开"的模式:

(1) 无锡模式

无锡市由市政府授权,成立了无锡医院管理中心,无锡市医管中心和无锡市卫生局并行独立,各司其职,原卫生局三分之一人员进入管理中心,9所市属医院、1所卫校和汇生公司整建制从卫生局剥离进入医管中心,新成立的医院管理中心代表市政府履行国有资产出资人职责,对市属公立医院的经营和发展战略、院长聘任、资产经营等重大事项进行决策。无锡的"托管制"明确了公立医院管理者的权利和义务,在此基础上的"管办分开"进一步区分和强化了政府对公立医院的投入运营职能和依法监管职能[118-119]。

(2) 上海模式

2005年上海市成立了上海申康医院发展中心,"申康"实行理事会领导下的主任负责制,理事会是最高决策机构,由政府相关部门参与"申康"董事会,形成了多部门联合治理。"申康"是市政府设立的国有非营利性事业法人,对市级医院履行国有资产出资人职责和办医责任,各市级医院作为独立的事业法人由院长行使经营管理责任,使原有的政府卫生行政部门同时行使办医和监管公立医院的模式,变为卫生局对医疗机构行使全行业监管的职能[120]。

(3) 潍坊模式

潍坊模式是一种特殊的"管办分开"模式,它是在政府主管部门内部监管职能与举办职能适度分离。潍坊市试图将各种所有者的权力集中在卫生局下设的事业单位——医院管理中心,让医院管理中心作为出资人代表来行使举办公立医院的责任,管理公立医院、选聘医院院长、考核院长工作绩效、审核医院发展战略;医院院长作为经理人具体管理公立医院的日常事务,组建医院管理层、选聘科主任、制定医院发展战略;卫生局作为政府行政部门对医院管理中心的业绩进行监管。其核心思路是由卫生行政管理部门整合其他政府部门对医院的所有权和管理职能,上收公立医院的投资决策权,加强对公立医院的监管力度,从而全面承担起对公立医院的"管"和"办"职能[121]。

（4）海南模式

2008年海南医院评鉴暨医疗质量监管中心在国内率先挂牌成立。海南医院评鉴中心是相对独立于卫生行政部门的第三方组织,海南省卫生厅对评鉴中心充分委托和授权,不介入任何具体监管,从而保证评鉴中心能真正独立地开展工作,形成评鉴中心独立的第三方的监管机制,使卫生行政部门对医院的评鉴和质量监管从单一的行政监管变为行政调控下的第三方专业化管理。独立的"第三方"能够客观公正地开展医疗质量评价与监管工作[122]。

（5）北京市海淀区模式

2005年北京市海淀区成立了公共服务委员会,公共服务委员会是区政府特设机构,与其他政府职能部门属平行关系,但没有公共行政权力。改革后将区卫生局下属的26家医院和2家区文化局直属的事业单位从政府行政部门剥离,公共服务委员会采取合同外包、招投标、民办公助等形式,与医院建立"契约式"管理模式,使多元社会主体参与公共服务体系建设[122]。

无论对于管办分离含义是怎样理解的,管办分离改革最终都是要通过转变政府职能,理顺政府与公立医院之间的关系,完善政府对公立医院的监管,形成决策、执行、监督有效制衡的局面,从而更加公正有力地促进健康公平,维护公立医院的公益性,保障全体人民的健康。

3. 政府监管困境及存在问题探析

尽管政府各个部门采取了各种措施加强对公立医院的监管,但是当前政府与公立医院之间还是存在种种问题,以公立医院为中心的医疗服务领域依然存在各种矛盾,"看病难,看病贵"仍然是各界讨论的热点和亟待解决的问题。下面就从政府作为公立医院监管者的角度,根据相关访谈资料,探析政府对公立医院进行监管的困境和存在的问题,进一步进行利益相关分析,从而为提出完善的监管策略提出建议。

(1) 政府监管主体职能分割,多头监管,效率低下

目前,政府对公立医院监管的权力分散在多个政府职能部门中:财政部门管资金;发改委管规划和审批;物价部门管物价定价;工商行政部门管医疗市场监管;卫生行政部门管医疗服务提供;社保部门管医保基金的使用。分散的监管主体不可避免地增强了政府监管的协调难度,增加了协调成本,实际上是弱化了政府的监管职能,形成了多人委托的局面,从而导致政府监管效率低下,监管乏力[123-124]。

(2) 政府对公立医院监管动力不足

首先,根据访谈研究发现,政府作为公立医院的举办者、所有者以及监管者合一的角色,与公立医院有着千丝万缕的联系,不少政府机构的卫生官员来自公立医院,政府完全了解公立医院的困难处境,很难真正履行监管职责,没有足够的动力去监管,导致有些监管措施仅仅流于形式。

其次,从政府行为视角看,当前的政绩考核机制使得政府,尤其是地方政府对公立医院的监管不够重视,导致政府对公立医院监管缺乏动力。目前,在以经济建设为中心的背景下,上级政府考核下级政府及官员的政绩指标中,当地经济发展水平成为最主要的核心指标。地方经济产值和财政收入等指标的数量和增速等经济发展的"数字"与干部的升迁有着极大的关系,因此,在很大程度上,被量化为指标的考核机制对地方政府的行为起导向作用[125]。在这种政绩考核机制下,作为"理性经济人"的政府往往以经

济发展和经济建设为中心,将注意力转向可为其带来经济效益和关注度的项目,使得对于短期内难以带来经济效益和效果不易被观察到的公共服务,如医疗卫生等的关注度不够,从而对于公立医院监管的动力不足。

(3) 公立医院治理结构不明晰,政府与公立医院之间关系不清,政府监管责任难以落实

首先,近年来虽然政府卫生投入的绝对数不断增加,但是政府投入占卫生总费用的比重呈逐年下降的趋势;同时,自改革开放以来政府对公立医院实行放权让利的政策,在财务管理方面采取"定额补助,超支不补,结余留用"的政策,公立医院掌握了更大的剩余价值索取权和剩余价值控制权,医院院长拥有利用结余资金对医院进行扩建、更新设备、发放人员奖金的权力,公立医院获得了更大的自主权,政府作为医院的出资人和所有者,实际上是把剩余价值索取权和控制权让渡给了医院,医院处于公法人和私法人的中间形态,公立医院的定位和性质变得模糊,在刺激了公立医院逐利动机的同时,造成了公立医院所有者缺位的现象。政府投入不足,再加上所有者角色虚化,从而导致政府作为公立医院所有者代表的概念在公立医院员工及管理者心中逐渐淡化和模糊,进而导致政府对公立医院的监管失去公信力和权威[126]。

其次,我国公立医院的治理结构不明晰。所谓治理结构是关于政府、公立医院以及公立医院管理者的职责、权利和义务的制度化安排,其目的是处理好政府作为所有者与医院之间的关系,使得医院一方面能够更好地发挥管理自主权,同时又能够维护医院所有者利益;既保证国有资产的收益和增值,又满足社会需要和公益性[126]。但是当前,政府与公立医院之间的关系并不明确,本质上是属于隶属关系,由于政府投入不足以及所有者缺位的状态,这种隶属关系又被弱化,政府与公立医院各自的职责不明晰,政府监管职能得不到有效发挥。此外,由于治理结构不明晰,导致管办不分,政府既是"裁判员",又是"运动员",这样的双重身份使得政府在对公立医院的监管中丧失公信力,政府既要进行行业管理,又要经营医院,难以面面俱到,导致

监管不力[127]。

(4) 政府对公立医院监管的投入不足

公立医院监管的经费开支来源主要是政府财政支出,但是,政府投入占卫生总费用的比重呈逐年下降的趋势,且各级政府部门对公立医院监管的费用还没有做到专款专用,一方面造成政府在对公立医院监管中的信心不足,另一方面,公立医院监管是一项复杂的系统工程,需要大量的经费投入,公立医院监管经费紧张造成很多监管活动难以开展[128]。

(5) 政府对公立医院监管人力资源难以满足工作需要

公立医院医疗服务的技术性和专业性对公立医院监管队伍建设提出了更高的要求,但是长期以来,政府卫生系统缺少专业的、专职的公立医院监管机构和人员,监管队伍无论是数量、质量,还是能力、水平、条件,都难以适应工作的需要,从而导致政府对公立医院监管失力。

(6) 政府对公立医院监管的法律法规体系不完善

虽然我国早在20世纪90年代就颁布了《执业医师法》《医疗机构管理条例》等,但是由于立法质量不高,现有法律、法规的可操作性差,政府对公立医院的监管有时仍面临无法可依的尴尬局面,政府参与公立医院监管的一些领域仍没有用法律加以明确;且各行为主体的法律规范分散,缺乏协调机制,导致政府对公立医院的监管缺乏法律法规上的依据,容易造成政府监管权威性不够,进而导致政府监管失效。

第四节 患者(公众)监管的利益相关者分析

患者和公众作为公立医院医疗服务的需求者、消费者,是其最直接的利益相关者。Grossman于1972年首次提出了"健康资本"概念,明确健康资本是人力资本的一种,而医疗需求是健康需求的刚性需求,病人作为这一类需求者无疑具有其特殊性[17]。根据利益相关者理论的有关定义,患者(公众)将自己的身体和健康作为专用性资产要素投入到公立医院的运行中,其利益诉求是能够得到更好的医疗服务,解除病痛,并对医院的诊疗环境、服务态度、医疗质量等有一定要求,同时承担着由于医疗服务的不确定性造成的风险。从公司资本投入的角度讲,病人的投入"专用性"最高,承担的"风险"也最大,其与公立医院有着关乎生命的利害关系,患者(公众)与公立医院的运行和发展有着密不可分的联系,对于病人角色的认知和定位的重新审视在公立医院改革发展中显得尤为重要;同时由于我国公立医院的公益性,政府通过税收筹资来举办公立医院,代表全体民众拥有对公立医院的所有权,因此,患者(公众)理应参与到公立医院的监管中来。公众参与公立医院监管的途径有两个:一是通过舆论影响决策,二是通过公众代表直接参与政府部门或授权机构的监管工作。但是鉴于当前医疗卫生体制改革的复杂性以及我国国情,患者或公众是否能够认识到并愿意履行这项权利,是否具备相应的能力和可以选择的渠道进行监督是值得研究和探讨的。下面通过问卷调查研究和访谈探析患者或公众参与公立医院监管的困境,进而提出突破这些困境的策略,为促进公众参与公立医院监管提供政策参考。

一、患者或公众参与公立医院监管利益相关者分析

(一)现状调查

1. 研究对象和方法

本研究通过随机分层整群抽样的方式对南京市四家三甲综合性公立医院的门诊和住院患者以及公众进行研究,涉及内、外、妇、儿各科室。由于此类医院规模大、技术力量雄厚、辐射能力强、改革的关注度高,因此,具有较好的代表性。研究采取问卷调查和典型访谈相结合的方式。自行设计问卷向患者或公众发放,问卷内容包括调查对象的基本情况,对公立医院监管的

认知、意愿以及监管参与情况等。问卷调查采取一对一的方式,当场发放,当场收回,共发放324份问卷,收回324份,其中有效问卷312份,有效回收率96.3%,同时在发放问卷的过程中选取典型患者或公众代表进行深入访谈。

2. 统计分析方法

运用EpiData 3.1软件建库并将调查结果录入,运用SPSS 20.0软件对数据进行统计分析,统计分析方法包括:描述性统计、卡方检验、秩和检验,检验水准$\alpha=0.05$,$P\leqslant0.05$表示差异有统计学意义。

3. 结果与分析

(1) 基本情况

本次研究共调查324名患者或普通人,有效样本312个。其中男性162人,占51.9%,女性150人,占48.1%;25岁以下29人,占9.3%,26~50岁173人,占55.4%,51~75岁98人,占31.4%,76岁以上12人,占3.8%;文化程度方面:初中及以下占16.7%,高中或中专占36.9%,本科或大专占42.3%,硕士及以上占4.2%;职业方面:公务员占2.9%,事业单位占22.4%,商业或服务业占12.2%,个体工商户占13.1%,工人占11.9%,农民或农民工占6.4%,离退休占18.6%,在校学生占5.4%,其他占7%;有10.6%的患者或公众拥有公费医疗,29.8%参加城镇居民医保,39.7%参加城镇职工医保,13.1%参加新农合,3.8%是商业保险,另有2.9%无任何保险;健康状况很好的占23.7%,较好的占38.8%,一般占29.5%,较差占6.4%,很差占1.6%。

(2) 监管总体意愿

调查发现,有82%的被调查者关注公立医院改革的有关情况,占绝大多数。在被问及是否希望参与到公立医院的监督管理活动中时,17.6%、20.2%的患者或普通人分别选择了希望、较希望,35.6%选择了一般,7.1%、3.5%分别选择了不太希望、不希望,16%选择了无所谓,总体参与监管意愿较高；非参数检验发现不同年龄、不同职业、不同保险种类的患者或公众对公立医院改革的关注度存在显著性差异，不同年龄的患者或公众对公立医院监管意愿存在显著性差异（见表7-1）。26～50岁年龄段的监管意愿最强，是因为该年龄段人群即中青年人群，较低年龄段人群思想更为成熟，且较高年龄段人群思维又比较活跃，承担着维护家庭成员健康的主要职责。另外也发现，年龄越大，不愿意参与监管的比例越大，这与年老者精力和体力降低，参与社会事务的积极性下降有关（见表7-2）。

表7-1 不同人口学特征的监管意愿非参数检验

性别		年龄		文化程度		职业		保险种类		健康状况	
Z	P	χ^2	P	χ^2	P	χ^2	P	χ^2	P	χ^2	P
-1.283	0.200	18.091	0.000	0.803	0.849	10.851	0.210	1.048	0.959	5.561	0.234

表7-2 不同年龄段的公众总体监管意愿非参数检验

年龄（岁）	希望		较希望		一般		不太希望		不希望		无所谓	
	人数（人）	百分比（%）	人数（人）	百分比（%）	人数（人）	百分比（%）	人数（人）	百分比（%）	人数（人）	百分比（%）	人数（人）	百分比（%）
≤25	4	7.3	9	14.3	13	11.8	1	4.5	0	0.0	2	4.0
26～50	39	70.9	36	57.1	64	58.2	11	50.0	1	9.1	22	44.0
51～75	12	21.8	16	25.4	29	26.4	9	40.9	8	72.7	23	46.0
≥76	0	0.0	2	3.2	4	3.6	1	4.5	2	18.2	3	6.0

注：H检验得 $\chi^2=18.091, P=0.000$

（3）患者或公众监管行为

在被问及"如果医院或卫生局招募卫生行风监督员您是否会参加"时，有18.9%的患者或公众选择了"会"，37.5%选择了"可能会"，21.2%选择了"不会"，16.3%选择了"无所谓"，6.1%选择了"不清楚"；对于问题"您会参加医院、卫生局、第三方评估机构等举办的患者满意度调查吗？"，上述选项的比例分别为:28.5%、38.1%、14.4%、12.5%、6.4%;对于问题"您会参加医院、卫生局举办的患者座谈会,对就诊医院给予评价吗?",上述选项的比例分别为:22.8%、38.1%、20.8%、11.2%、6.7%。对于这三个问题,均是一半以上的被调查者选择了"会"或"可能会",且"可能会"的比例最多,这反映了患者或公众具有通过这些具体可行的途径参与监管的意愿,但是不确定性较大,通过访谈发现公众不确定的原因与自己的时间精力有关,普遍反映"有时间、不麻烦的话还是愿意去参加的"。同时也发现,愿意参加满意度调查的比例最大,而参加行风监督员和座谈会的比例较低,访谈中也发现公众普遍希望通过一些简便的途径参与监管。

医疗服务信息是患者或公众参与公立医院监管的前提和基础,因此,完善信息公开制度十分必要。在被问及"您会主动了解医院的医疗服务信息吗?",17.9%选择了经常会,不需要去医院时也会,以防万一,57.7%选择了有时会,只有在需要时,18.9%选择了一直希望,但不知怎样了解,4.8%选择了不会,懒得了解;在获取医疗服务信息的途径方面,公众选择的排在前三位的分别是报纸电视广播、网络、询问医护人员,可见简便是大家选择获取途径的第一原则;大家最关心的医疗服务信息排在前三位的分别是医疗质量和技术水平、医疗收费和药品价格、医保报销政策;对于医疗信息的了解程度1%选择了很了解,21.1%选择了大致了解,44.9%选择了一般,19.2%选择了不太了解,3.5%选择了不了解,可见公众对于医疗服务信息的了解程度处在一般水平;在被问及"您是否留意过医院门诊大厅公示栏、电子显示屏、触摸屏的内容?"时,74%的患者或公众选择了大致看过,可见应继续完善院内信息公开,更好地为群众服务。

医疗投诉是患者或公众参与监管的又一途径,调查发现90%的患者或公众过去没有发生过医疗投诉的行为,70%反映不了解医院的投诉方式和投诉流程,当被问及"如果在就医过程中出现了您认为不合理或不满意的地方,您会选择投诉吗?",64%选择了会,对于不会投诉的原因,排在前三位的分别为"投诉不会有结果"、"无所谓,只要能看好病"、"投诉会浪费大量的时间、精力、金钱"[129],可见患者的维权意识较强,但是行动和意识有较大反差,主要是因为公众对当前的社会形势缺乏信心。

进一步统计分析发现(见表7-3),不同健康状况的被调查者参与卫生行风监督员的意愿、了解医疗信息的主动性、对医疗信息的了解程度以及对投诉的方式和流程的了解程度有显著差异;不同保险种类的被调查者对医疗信息的了解程度、对投诉方式和流程的了解程度有显著差异;不同职业的被调查者参与满意度调查的意愿、对医疗信息的了解程度、对投诉方式和流程的了解程度有显著差异;不同文化程度的被调查者对医疗信息的了解程度、对投诉方式和流程的了解程度有显著差异;不同年龄的被调查者获取信息的途径以及如果在就医过程中出现不满意的地方会否投诉存在显著差异。

(4) 监管认知

调查发现19.2%的被调查者认为患者或公众参与公立医院监督管理活动很困难,45.5%认为较困难,30.1%认为一般,2.2%认为较容易,0.6%认为很容易;7.4%的调查者认为患者或公众没有参与公立医院监管的途径,32.7%认为监管途径太少,26%认为较少,3.2%认为较多,0.6%认为很多,29.9%对这一问题尚不清楚;对于问题"您认为目前患者或公众在公立医院监管活动中的作用如何?",3.5%的被调查者选择了非常大,12.2%选择了较大,32.1%选择了一般,29.2%选择了较小,22.4%选择了很小;被问及"您认为患者或公众参与公立医院监管能否改进医院工作、改善医患关系?"时,10.3%的被调查者选择了在很大程度上能够,59.9%选择了在一定程度上能够,12.2%选择了不能够,17.6%对这一问题尚不清楚。从上述认知调查发现大部分调查者对监管有一定的认识,但是仍有部分对此不清楚,另外公众普遍认为目前缺乏参与监管的渠道,公众监管力量弱小。进一步检验发现(见表7-4),不同年龄、文化程度、保险种类的患者对监管难易程

表7-3 不同人口学特征的监管行为卡方、非参数检验

监管行为	性别 Z/χ^2	性别 P	年龄 χ^2	年龄 P	文化程度 χ^2	文化程度 P	职业 χ^2	职业 P	保险种类 χ^2	保险种类 P	健康状况 χ^2	健康状况 P
参与卫生行风监督	-1.928	0.054	5.561	0.135	3.642	0.303	13.484	0.096	5.107	0.403	10.253	0.036
参与患者满意度调查	-1.229	0.219	2.831	0.418	2.327	0.507	19.030	0.015	8.994	0.109	0.204	0.995
参与患者座谈会	-4.05	0.685	4.393	0.222	1.360	0.715	13.295	0.102	8.405	0.135	4.252	0.373
通过信息公开监管												
主动了解医疗信息的情况	-0.399	0.690	1.500	0.682	4.059	0.255	15.170	0.056	6.619	0.251	10.100	0.039
获取医疗信息的途径	2.782	0.734	37.017	0.001	22.282	0.073	36.366	0.551	19.323	0.740	24.652	0.158
最关心的医疗信息	6.234	0.398	20.861	0.246	14.460	0.695	40.946	0.709	31.422	0.349	26.130	0.301
对医疗信息了解程度	-0.811	0.417	5.502	0.138	14.611	0.002	24.721	0.002	15.646	0.008	10.287	0.036
关注门诊大厅信息的情况	-0.350	0.726	5.131	0.162	0.437	0.932	3.291	0.915	6.903	0.228	4.439	0.350
医疗投诉												
过去是否投诉过	0.023	0.879	1.220	0.746	1.133	0.752	5.975	0.576	2.831	0.666	6.231	0.146
了解投诉方式的程度	-0.552	0.581	2.723	0.436	7.892	0.048	25.781	0.001	15.252	0.009	13.185	0.010
如不满意不合理是否会投诉	2.344	0.126	10.402	0.015	3.231	0.357	10.615	0.224	4.275	0.511	3.846	0.429
不投诉的原因	1.582	0.903	21.109	0.100	15.420	0.371	36.733	0.544	20.509	0.668	14.502	0.786

表7-4 不同人口学特征的监管认知卡方、非参数检验

监管认知	性别		年龄		文化程度		职业		保险种类		健康状况	
	Z	P	χ^2	P	χ^2	P	χ^2	P	χ^2	P	χ^2	P
监管难易程度如何	-0.990	0.322	11.213	0.011	10.944	0.012	15.298	0.054	15.796	0.007	0.105	0.999
监管渠道如何	-2.097	0.036	2.908	0.406	1.499	0.683	11.390	0.181	5.289	0.382	7.213	0.125
公众的作用	-0.018	0.985	8.422	0.038	9.517	0.023	13.995	0.082	8.886	0.114	3.237	0.519
监管能否改进医患关系	-0.905	0.366	9.042	0.029	1.313	0.726	12.504	0.130	8.571	0.127	3.696	0.449

度的认知有差别;不同性别的人群对监管渠道的认知有差别;不同年龄、不同文化程度的人群对患者或公众在公立医院监管中的作用认知有差别;不同年龄人群对患者或公众参与公立医院监管能否改进医院工作、改善医患关系的认知有差别。

4. 患者(公众)参与公立医院监管利益相关者困境探析

通过对调查结果的分析,可将目前患者或公众参与公立医院外部监管的现状概括为:患者或公众总体监管意愿较大,但是,患者或公众的监管意识淡薄、监管认知模糊、监管渠道缺乏、监管行为分散且缺乏理性。公立医院改革由于涉及各方利益的调整与平衡,一直被视为难点,而监管体系改革又由于政策倾斜程度有限,造成公众普遍重视度不够。

本研究通过调查,从患者或公众视角分析当前患者或公众参与公立医院外部监管的现状,进而发现总体监管现状不理想,患者或公众的作用没能够被充分发挥,然而形成这种局面的原因和患者或公众参与公立医院外部监管的困境仍有待进一步分析,此外,本研究仅限于南京市,研究结论可能具有局限性,样本量仍有待扩大。

(1) 公民文化缺失

根据前一阶段研究的调查显示(详见《基于患者(公众)视角的公立医院外部监管现状调查》),有36%、16%的被调查者分别将自己参与公立医院监管的意愿表述为一般、无所谓,且被问及"您是否愿意担任卫生行风监督员、是否愿意参加患者满意度调查、是否愿意参与患者座谈会?"时,分别有16%、13%、11%的被调查者选择了"无所谓",这种"事不关己"的心态正是当前我国公民文化缺失的表现。所谓公民文化,是指一种参与者文化,要求公民有较高的政治责任感、参与意识和能力[130],它所包含的公民精神意味着公民对"公共"的热心、关爱与尊重,意味着公民对"公共"的责任与义务,意味着公民崇高的公共品德和素养[131]。由于我国特有的历史文化因素,长期以来公众形成了一种过于依赖政府的顺从心理,积极主动的政治参与意识较弱;而现代社会,广大的普通民众由于整日奔波于忙碌的生活中而少有参与政治的精力、时间和热情,也形成了政治冷漠心理[108],从而导致公民文化的缺失,而良好的公民文化是实现公众监督的重要保障、精神支持和内在动力,因此,也就造成了当前患者或公众参与公立医院外部监管的疲软和无力。

(2) 患者或公众缺乏理性的监管参与意识

根据前一阶段研究的调查显示(详见《基于患者(公众)视角的公立医院外部监管现状调查》),38%的患者具有参与监管的意愿,进一步的调查和访谈发现,患者的这种监管意愿大都是盲目的、粗放的,大部分人并不了解宪法赋予公民的监管权利及其真正内涵,而仅仅是一种维护自身利益的愿望,这种愿望并不能实现有效的监督,偏激的维权方式甚至会适得其反,激化医患矛盾。近年来越来越多的患者伤害医务人员、扰乱医疗秩序的暴力冲突现象就是这种不理性监管意识的折射,这种不理性的监管行为即便为自己争取到了利益,也不能从本质上解决问题,只能使当前紧张的医患关系越发白热化,政府和医院会因此对患者和公众有所戒备,使本来就不太开放的公众监管环境更加封闭,从长远来看反而损害了患者和公众的监管权利,患者的监管是为了规范医方行为、营造良好的医疗氛围,而这种权利的偏激化和扭曲实际上违背了监管的初衷,不利于患者监管权利的行使和监管体系的完善。

(3) 患者或公众监管力量弱小和分散,组织化程度低

医疗领域存在的高技术性、信息不对称性,使得患者天然地处于被动地位,较之于医方,患方在信息资源、诊疗资源、组织资源上都处于弱势地位,再加之当前越发紧张的医患关系,患者群体的不利地位越发明显。调查中发现,出现医疗纠纷时,有的患者由于害怕影响自己的治疗效果而不敢投诉,还有的认为"反映不会有结果"而选择不积极维权。当前患者或公众参与公立医院监管大多以个人名义,但是个人力量弱小,组织化程度低,缺乏

各种维权信息及相关知识,使得患者有势单力薄之感,从而导致患者失去积极参与监管和进行维权的勇气、动力和信心;此外,患者或公众监管力量的分散性、自发性难以与医方以及政府的组织化的公权力相平衡,其影响力不足,从而使患者或公众的力量得不到重视,难以形成对被监管方的压力,这种监管权与被监管权的不对称,往往使得公众监督流于形式,继而失效[132]。

(4)患者或公众监督主体缺乏独立性

当前处理各类医疗事故、医疗纠纷的主要是医院内部的相关职能部门和当地医学学会等其他医疗行业组织,患者或公众维权必须要经过这些机构,但是医院内部处理纠纷的职能部门代表的是医疗机构本身的利益,而医学学会等相关行业组织隶属于政府,且参与事故处理的专家大多来自医疗机构,他们本质上属于医方和政府的群体,这些受患者委托帮助其维权的机构独立性不够,决定了他们处理医疗纠纷时不能完全站在患者的立场,不能够彻底地代表患者的利益,因此,使得患者在维权的过程中有所顾虑,患者或公众参与公立医院监管也显得困难重重。

(5)患者或公众参与监管的制度化程度低[133],相关法律制度不完善

目前宪法明确规定了公众的监督权,《中共中央关于深化医药卫生体制改革的意见》《关于印发公立医院改革试点指导意见的通知》等文件中也指出要建立社会多方参与的监管体制,但是这种说法过于模糊,并没有从国家制度层面明确指出患者或公众参与医疗卫生监管的安排,这就造成公众对公众参与监管的认可度不高、关注度不足、重视度不够,也导致一些具体监管措施,如医疗机构投诉管理细则、信息公开条例过于笼统、概括、流于形式。此外,也没有相关法律保障患者监管权的地位和监管的实施,导致缺乏公众参与监管的法律效力。

(6)患者或公众参与公立医院监管的宣传不到位

调查中经访谈发现,患者或公众并不了解自己的监管权利,没有意识到

自己的监管权利,更不知道怎样参与监管,大部分人认为监管渠道单一、甚至没有;有一部分的被调查者表示并不知道就诊医院的投诉方式和投诉流程,甚至不知道自己可以投诉,可见公众或患者参与公立医院监管的相关宣传教育工作不到位。

第五节 行业协会监管的利益相关者分析

一、医疗行业协会概述

行业协会首先出现在市场经济比较发达的资本主义国家,是介于政府与企业之间的第三方组织,在政府与企业之间搭建起沟通与协调的桥梁。行业协会一直以来是一个比较笼统的称谓,在广义和狭义上均有其不同的内涵。美国出版的《经济百科全书》有这样的定义:行业协会是一些为达到共同目标而自愿组织起来的同行或商人的团体[134]。国内学者有人认为,行业协会是由一定地域内的同行业经济组织或有关单位自愿组成的非营利性社会团体法人[135]。这两个定义实际上是一个广义的概念,在这种定义下的行业协会成员包括同一行业的非商业性和商业性组织。还有人认为,行业协会是在市场经济条件下,以行业等具有经济关联性的多数企业为主体,在自愿基础上结成的以保护和增进会员利益为目标的非政府组织[134]。这是一个狭义的概念,在这个定义中的行业协会主体是由商业领域独立的经营单位聚集而成,属于经济类的社团。通常所讲的医药行业组织即属于这种狭义概念范围内的行业协会,它是由生产药品、保健品、医疗器械、医用材料等的企业自发组成的维护本行业利益的非政府组织,它的主要作用是通过行业协会的力量收集信息、协调价格、加强行业自律,代表行业加强与政府和其他国家的交流等以维护本行业的权利和利益,这种医药行业协会的主体是药品和器械制造商,针对的是企业,因此,暂且不在本文的讨论之列。本文所讨论的行业协会也是在狭义的定义范围之内,本文中的医疗行业协会是指医疗服务提供者在自愿的基础上结成的以保护和增进会员利益、维护医疗服务的公益性为目标的非政府组织。这种医疗服务提供者具体来讲就是公立医院及其医务人员。这样的医疗行业协会包括中华医学会、中国医院协会、中国医师协会、中国护理学会、中华口腔医学会及其下设在地方的各分支机构。

无论对于行业协会的定义是怎样的,或者怎样称呼这样一个介于政府与行业之间的第三方组织(比如有称之为社会团体的,我国1998年颁布的《社会团体登记管理条例》指出:社会团体是指中国公民自愿组成,为实现会员共同意愿,按照其章程开展活动的非营利性社会组织,这也是一个相对宽泛的概念),这些不同定义的行业协会都有着相同的特点,即行业性、会员性、非营利性、非政府性、互益性、中介性。只不过按照会员主体性质的不同分为经济性和非经济性,他们的区别表现在经济性社团本质上体现的是市场资本的聚集,主要以经济价值为导向并有互益性;而非经济性社团主要体现的是非企业群体的联合,其主体不追求经济价值,除了互益性还有公益性[134],所以我们所说的医疗行业协会属于这一类。

对于广义上的行业协会的分类,我国学者做了相关研究,综合相关研究可将广义上的行业协会分为四种:一是体制外协会,它是由民营企业自发形成,以期通过行业协会的自律管理和自我服务,求得公平的竞争环境,促进企业的发展。二是体制内协会,是由于政府转变职能,由行业主管部门组建的行业协会,在政府的授权或委托下,承担部分行业管理职能。三是体制内外结合型,是在政府的直接倡导和大力培育下,又是在各类有关经济主体自愿加入的基础上形成的。四是法律授权的行业协会,是通过立法途径产生或事后得到确认的,如注册会计师协会、律师协会等[136]。很显然,我们所讨论的医疗行业协会属于第二种,是为了顺应改革开放以来政府职能转变和机构改革的需要,顺应政府职能从微观、直接的管理转向宏观、间接的管理,从部门管理到行业管理,从管理为主转向服务监督为主的格局;顺应政府机构改革对政府职能进行精简、归并,形成"小政府、大社会"格局的要求,政府行业治理的职能权力下放,医疗行业协会就是在这样的背景下,通过政府授权和委托行使相关职能产生的。

二、行业协会在公立医院监管中的作用

(一)我国医疗行业协会在公立医院监管中的作用

在我国医疗行业协会主要有中华医学会、中国医院协会、中国医师协会、中国护理学会等,现以中华医学会、中国医院协会以及中国医师学会为例介绍医疗行业协会在公立医院监管中的作用。

中华医学会是中国医学科技工作者自愿组成并依法登记成立的学术性、公益性、非营利性法人社团,是党和国家联系科技工作者的桥梁和纽带,是发展中国医学科学技术的重要社会力量,学会现有83个专科分会、50万名会员。中华医学会的主要业务包括:开展医学学术交流;编辑出版123种医学、科普等期刊及100余种音像出版物;开展继续医学教育;开展国际学术交流;开展医学科技项目的评价、评审和医学科学技术决策论证;评选和奖励优秀医学科技成果(包括学术论文和科普作品等);开展专科医师的培训和考核;发现、推荐和培养优秀医学科技人才;宣传、奖励医德高尚、业务精良的医务人员;承担政府委托职能及承办委托任务;设立临床研究专项资金,提高临床科研水平;开展学风和医学伦理道德建设,组织医疗事故技术鉴定和预防接种异常反应技术鉴定工作;推动医学科研成果的转化和应用;向党和政府反映医学科技工作者的意见和要求。中华医学会的会员有个人会员和单位会员两类:个人会员由医疗机构的符合一定条件的医务工作者组成,单位会员由医学教育、医学研究、医疗卫生机构组成。

中国医院协会是以依法获得医疗机构执业许可的二级以上(含二级)医疗机构为主,自愿组成的全国性、行业性、非营利性社会组织,具有社团法人资格。中国医院协会现有 2 200 余个单位会员、8 300 余名个人会员,协会有 33 个分支机构,包括医疗质量管理专业委员会、医疗保险管理专业委员会、医院经济管理专业委员会等。其宗旨是遵守我国法律、法规,执行国家卫生工作方针和政策;依法加强医疗行业管理;维护医院及有关医疗机构合法权益;发挥行业指导、自律、协调、监督作用,提高医疗机构的管理水平,推动医疗机构改革和建设,为保护人民健康和社会主义现代化建设服务。它的任务包括:(1) 协助政府加强行业自律性管理,发挥业务指导作用,促进医疗机构的改革、建设与发展。(2) 依法维护医疗行业的合法权益,维护医疗机构及其管理人员的合法权益,努力营造和谐有序的医疗机构运营环境和秩序。(3) 结合医疗机构的重点、热点、难点问题,开展调查研究工作,反映他们的真实情况和诉求,为法律、法规和相关政策的制定以及宏观决策提供科学、客观的依据。(4) 开展医院管理及相关专业领域的继续教育。(5) 结合医院管理工作,开展学术、技术研究,推广研究成果和开展学术交流活动。(6) 受卫生行政部门委托或批准,开展以下活动:① 开展医德医风、医疗质量和医疗安全等方面的行业监督、检查,促进医疗机构提高医疗质量和服务水平,保证医疗安全,打造人民满意医院;② 协助制定医疗机构行业管理规范、技术标准,参与医疗机构评审等工作;③ 协助建立健全医院管理人员的考核体系,进行医疗机构管理人员从业资格培训及认证;④ 评选、表彰和奖励优秀医院管理干部、优秀管理科研成果、优秀管理学术著作及论文。(7) 开展医院建筑及常用仪器设备管理规范化工作和质量分析与评价等工作。(8) 编辑出版医疗机构科学管理方面的学术期刊、书籍及信息资料、音像制品。(9) 开展与国外和港澳台地区的工作交流与合作,借鉴和分享有益的经验。(10) 促进医疗机构间的交流与合作以及医疗机构与政府主管部门、有关社会团体、新闻媒介的交流、沟通和协作。

中国医师协会是依据《中华人民共和国执业医师法》注册,具有独立法人资格的、已注册的执业医师和执业助理医师及单位会员自愿组成的全国性、行业性、非营利性的社会团体。其宗旨是发挥行业"服务、协调、自律、维权、监督、管理"职能,致力于加强医师队伍建设和管理;维护医师合法权益;弘扬以人为本、救死扶伤的人道主义职业道德;提高医师医疗水平和服务质量,为我国人民的健康和社会主义建设服务。其工作任务是:

(1) 团结和组织广大医师,认真贯彻执行《中华人民共和国执业医师法》,通过实践,认真总结经验,向政府提供反馈意见。

(2) 实行行业自律性管理,制定医师执业规范。协助卫生行政部门建立医师考核体系,审查、认证医师执业资格,监督检查医师执业情况。积极探索医师队伍管理的新模式、新方法,加强医师队伍的建设。

(3) 依法维护医师在执业活动中享有的合法权益。努力营造和谐有序的医疗环境和医疗秩序,更好地为人民健康服务,使医师的劳动得到全社会的尊重。

(4) 开展对医师的医学终身教育。

(5) 积极开展医学科普宣传教育,推广医学科普知识,反对和批判封建迷信、伪科学。

(6) 关心和帮助农村、基层的卫生工作,促进其预防、医疗水平不断提高。

(7) 开展业务咨询服务,兴办为会员服务的机构。介绍推广医、药新技术、新成果,创办杂志刊物,促进医学科学技术的进步和发展。

(8) 开展国际及与港澳台地区的医学交流和合作,学习借鉴先进的管理经验,更好地为广大医师服务。

(9) 表彰奖励在医疗、预防、保健工作中做出突出贡献的医师以及优秀的协会工作人员。

(10) 调查并了解医师队伍的现状、要求和愿望。积极向政府提出建设性意见,更好地调动和发挥广大医师的积极性。

综合三个医疗行业协会的性质、职能、工作任务,可以归纳出医疗行业协会对于公立医院的监管职能主要表现在协助制定行业管理规范、临床诊疗指南、技术操作规范、考核标准、医师执业规范，参与对医疗机构的监督检查、医疗机构评审、执业医师考核认证、医师定期考核等工作，以促进医疗机构医疗质量、医疗安全水平的提高，以及医务人员医疗技术、医德医风和服务质量的提高，这可以概括为医疗行业协会的自律职能，通过自律加强对公立医院及其医务人员医疗质量和服务质量的监管，其最终目的是通过自律提高医疗机构及其医务人员的业务能力、业务素质，进而提高其服务质量，促进公立医院的发展，维护人民健康。医疗行业协会的另外一个重要职能是维权，在法律范围内通过行业协会组织的力量维护医疗机构及医务人员的合法权益，来营造和谐有序的医疗环境和医疗秩序，以更好地为患者服务。自律和维权是相辅相成的两个职能，只有加强自律才能获得社会的认可，加强自律是对医疗机构及其医务人员的保护，进而更好地维权，也只有通过维权创建和谐的医疗环境来实现自律的最终目的，医疗行业协会的自律和维权都是其对公立医院监管的职能体现。

（二）国外医疗行业协会在医疗机构监管中的作用

与中国相比，欧美发达国家的行业协会在医疗机构的监管中作用比较突出，这和一定的社会文化背景有关，比如欧美发达国家公民意识比较强烈，有热心公益的文化传统，而我国公民社会尚不成熟，再加上我国历史传统遗留下的民众过于依赖政府的思想，使得公益性组织在我国社会发展缓慢。成立于1952年的美国的医疗机构认证联合委员会是参与医院评审的重要的私人非营利性组织，它的成员有美国医院协会、医疗协会、医科学院选派的代表，它通过制定医院的认证标准和评价方法对美国的医院进行独立认证，医院自愿参与，根据《联邦医疗保险和医疗救助法案》，总共有4 500多家医院要得到其认证，占医院总数的80%。委员会通过严格的标准对医疗机构进行认证检查，并将认证结果公示，提出相应的改进意见，从而起到监管医疗机构的目的[137]。德国的医疗行业协会如地方医师协会、联邦医师协会、法定医疗保险医师协会等在医疗机构的监管中发挥着巨大的作用，他们主要是通过制定执业标准、诊疗指南、质量标准来参与机构人员的准入、认证及医疗质量的控制，达到监管医疗机构的目的[138]。

（三）行业协会在公立医院监管中的优势

首先，医疗行业协会的会员来自医疗机构，行业协会作为医疗机构及其医务人员的代表，代表的是医疗行业的整体利益，为了维护自身的利益和声誉，他们具有加强自律性监管的意愿，因为自律性监管本身是通过监管来促进自身的发展，自律本质是为了更好地保护自己。

其次，医疗行业协会聚集了医疗领域的专业人士，甚至是专家，它们对自己所从事的学科领域非常熟悉，而公立医院医疗服务的专业性、复杂性决定了对其监管需要专业人士的介入才能保证监管的有效性，行业协会利用其专业优势在公立医院监管中起到不可替代的作用，它可以帮助政府制定相关学科领域的诊疗指南、技术操作规范、考核标准，并参与对医疗机构及其医务人员的准入和考核，从而使其对公立医院的监管更具专业性、权威性，更具有公信力，这是行业协会参与公立医院的资源优势。

再次，行业协会通过其成员的专业优势和集体的力量对医疗领域里的信息进行有效搜集，降低了信息搜集过程中的交易成本，并通过上传下达的第三方角色促进医疗信息在政府、行业协会和医疗机构之间的交流沟通，可弥补医疗领域由于信息不对称带来的弊端，提高监管效率。

最后，为了顺应改革开放以来政府职能转变和机构改革的需要，顺应政府职能从微观、直接的管理转向宏观、间接的管理，从部门管理到行业管理，从管理为主转向服务监督为主的格局，顺应政府机构改革对政府职能进行精简、归并，形成"小政府、大社会"格局的要求，政府对行业治理职能的权力下放，行业协会是在这样的背景下产生的。行业协会参与公立医院监管有效地接了了政府不愿意管、管不好、也不好管理的事务，有效地分担了政府的职能，使其各司其职，从而提高监管效率。

三、行业协会参与公立医院监管的困境

虽然理论上行业协会可以发挥其特有的优势,参与到公立医院的监管中,但是根据调查发现,当前行业协会在公立医院监管中并没有发挥出其应有的作用,其地位和权威性没有得到认可,这和多方面的因素有关,下面就分析一下行业协会参与公立医院监管的困境及面临的问题。

(一)政府的重视度不够

医疗行业协会一般被认为是"联系政府和医学科技工作者的桥梁和纽带",但是作为政府和医疗机构及其医务人员的第三方组织,医疗行业协会并没有受到政府足够的重视,更多的时候政府是通过政策或市场对医疗行业直接做出相关的决定,而跳过了医疗行业协会的环节,使行业协会形同虚设,架空了行业协会的权力;对于行业协会对医疗机构的监管职能政府也没有给予足够的重视,仅在《中共中央关于深化医药卫生体制改革的意见》(中发[2009]6号)、《关于印发公立医院改革试点指导意见的通知》(卫医管发[2010]20号)等文件中寥寥数语指出"要加强医疗行业协会(学会)在公立医院自律监督管理中的作用",并没有对其具体的监管职责、监管权力范围、监管方式做明确说明,使得医疗行业协会的监管职能缺乏具体政策上的支持,缺少职能行使的依据。

(二)法律环境缺失

目前,我国大多数医疗行业协会依法成立、运行的主要法规只有国务院颁布的《社会团体登记管理条例》,该条例仅对行业协会的登记成立做了初步界定和简单规定,且将行业协会与普通社会团体一致对待,这显然不能满足行业协会发展的需要。中国医师学会的法律依据是《中华人民共和国执业医师法》,《医师法》规定"医师可以依法组织和参加医师协会",但也仅仅是粗略的法律授权其成立,对于医师协会的具体运行没有明确规定。可以说,目前我国尚没有一部健全的专门针对行业协会的法律,对于医疗行业协会的性质、地位、职能,政府对其授权的范围(特别是与政府相关部门的分工

协会关系),监管过程中的奖励、惩罚权力都没有明确的规定,医疗行业协会的地位和权力缺乏法律的保障和认可,使得医疗行业协会的权威性不足,其对公立医院的监管职能的行使也因此受到阻碍。

(三)行政色彩浓厚,缺乏自律性监管的独立性

首先,我国的医疗行业协会是为了顺应政府职能由部门管理向行业管理转变,在机构改革的背景下产生的,根据一些学者的分类,我们所讨论的医疗行业协会属于体制内协会,是由行业主管部门组建的行业协会,在政府的授权或委托下,承担部分行业管理职能。比如,中华医学会、中国医师学会、中国医院协会等医疗行业协会受国家卫生和计划生育委员会及社团登记管理机关民政部的业务指导和监督管理,地方医疗行业协会则接受上级行业协会和地方卫生行政部门、民政部门的业务指导和监督管理,在政府的授权和委托下行使相关职能。医疗行业协会与政府之间仍然有着天然的行政隶属关系,且大部分医疗行业协会内部的负责人是由政府相关部门领导人兼任,有时会难以顾及行业协会的工作,政府对医疗行业协会的管制比较多,无论是规章的制定、高层人事权、日常决策权,还是内部运行机制、激励机制、监督机制等,都受政府控制,在某种程度已经成为"第二政府"。由于这种行政隶属关系,医疗行业协会更多的是体现政府的政治意志,医疗行业协会缺乏独立性。医疗行业协会作为医疗机构及其医务人员利益的代表者,掺杂着过多的行政色彩,直接影响了医疗行业协会在会员心中的地位和公信力,行业协会难以得到会员的充分认可和支持,对公立医院的监管也显得步履维艰。

其次,政府并没有把本应该属于医疗行业协会的权力进行充分授予。比如,目前中国医师执业资格的考核、审查、认证,乃至医师执业情况的监督检查,都由国家卫生行政部门统一管理,医疗行业协会的职能和优势并没有得到充分的发挥,其权力被架空,使得医疗行业协会形同虚设。

(四)医疗行业协会内部自身建设不完善

首先,行业协会的会员大多是来自公立医院的专家,在开展有关医疗鉴定和评审评价的工作时,会从医疗行业协会的专家库中抽取,如果没有很好的协会规章制度、规避机制和良好的职业精神,可能会出现偏袒和保护自身利益的现象,这种有失公平的内部文化会影响医疗行业协会在会员以及公众心目中的公信力,从而影响行业协会自身的发展。其次,由于我国医疗行业协会发展较晚,内部组织机构还不够成熟,各部门职能划分不够明确,行业协会的章程由于缺乏法律的保障和公信力,显得苍白软弱,无法对会员形成有效的约束和激励,从而影响了工作效率。再次,我国医疗行业协会的经费主要来源于会费,企业和个人的捐赠,政府拨款,开展业务活动、服务咨询的收入,但是由于在医疗行业内没有形成行业协会的权威性,入会会员人数有限,会员经费标准很低,会员经费只占很少一部分,政府拨款不足,业务活动收入也有限,因此,总体来说医疗行业协会的经费不足,这不仅影响了会员加入协会的动力,无法从经济上对其产生激励,也会使医疗行业协会有关活动的开展难以为继,使之陷入资金少、成效低、声誉差、筹资难的恶性循环。最后,医疗行业协会内部的工作人员年龄结构、知识结构不合理,缺乏技术性、专业性、有活力的人才,难以适应行业协会的有关工作。

(五)公众对医疗行业协会参与公立医院监管知晓度与满意度不高

本文作者于2014年8~10月,采取随机分层整体抽样的方式,选择南京市3所三甲综合性公立医院的内、外、妇、儿各科室门诊病人作为研究对象。调查工具为自行设计的"医疗行业协会参与公立医院监管公众知晓度和满意度调查表",问卷分为两个部分,A部分为患者的人口和社会学基本情况,B部分为患者对于医疗行业协会参与公立医院监管知晓度和满意度调查。调查采用单项选择法,知晓度和满意度选项采用Likert5级正向标度法。调查方法采取一对一不记名面对面方式,对就诊病人采用统一方式进行询问,现场填写调查问卷,所有信息填答完整为合格问卷。本次调查一共发放了284份问卷,回收284份,回收率100%,其中有效问卷277份,有效回收率94.2%。调查数据采用EpiData 3.1建立数据库和平行双录入。调查结果发现,46.7%的公众完全不知道医疗行业协会参与公立医院监管;在被问及对医疗行业协会参与公立医院外部监管现状的满意度时,41.3%、20%、1.3%的公众分别选择了不满意、基本满意、非常满意,37.3%的公众选择了对现状不清楚,55%的公众选择了对未来医疗行业协会参与公立医院的外部监管前景不看好。从这次的调查问卷可以看出,当前公众对于医疗行业协会参与公立医院外部监管的公众知晓度与满意度均有上升的空间。

第六节 医疗保险机构监管的利益相关者分析

一、医疗保险机构参与公立医院监管的必要性分析

(一)医疗保险运行和发展的内在要求

社会医疗保险作为一种社会互助共济的社会保障形式,分担了疾病不确定性给民众带来的疾病风险,使人们在罹患疾病时不至于因为经济上的原因而延误疾病的诊治,通过风险的转移和分担,有效保障了国家公民应该享有的健康权以及公平地享有医疗服务的权益,是国家为维护全体人民健康而采取的福利性政策,医疗保险在各个国家都以不同的形式被采纳,在促进和保障人群健康中发挥着不可替代的作用。

医疗保险系统由医疗服务的供方、需方以及医疗保险机构组成,组成了医疗服务领域特殊的三方关系。医疗保险机构指医疗保险工作中,具体负责承办医疗保险费用的筹集、管理和支付等医疗保险业务的机构,即医疗保险系统中的保险方[139]。经办机构作为医疗服务的第三方付费者,连接着医疗服务的供方和需方,代表着广大参保人员的利益,承担着维护医保基金合理使用的核心职责。社会医疗保险机构不以营利为目的,其行为模式是通过选择适当的保险费率和共付率等方式,实现保险基金收支平衡基础上的患者医疗福利最大化,它具体的目的是在保证医疗基金安全有效运行的同时保证医疗机构提供优质的服务,并有效遏制医疗费用的不合理攀升[140]。《中共中央关于深化医药卫生体制改革的意见》(中发[2009]6号)、《关于印发公立医院改革试点指导意见的通知》(卫医管发[2010]20号)、国家卫生和计划生育委员会《卫生事业规划十二五规划》等文件中均指出,要强化医疗保障经办机构对医疗服务的引导控制及对医疗费用的监管作用,完善支付方式,建立激励与惩戒并重的有效约束机制。可见医疗保险机构作为医疗服务的第三方付费者,对医疗服务行为的控制和医疗费用的控制是其存在和运行的内在要求,医疗保险的可持续发展必然要求作为医疗保险管理者的医疗保险机构加强对医疗保险基金的管理,保障医保基金的安全,提高医保基金的使用效率,维护参保人员的利益,而医保基金的使用者涉及医疗服务的供方和需方,供方通过提供服务获取医疗费用,保险方根据有关协议对需方所发生的医疗费用予以支付,因此,为了使保险方支付的费用发挥其应有的作用,医疗保险机构必须对医疗服务的提供者——医疗机构及医务人员的服务提供过程进行监管,从而保障有效合理规范地使用医保基金。因此,从这个意义上说,医疗保险机构对公立医院的监管有其内在的动力,这是医疗保险机构对公立医院监管的基础。

(二)第三方付费条件下的道德风险

道德风险是在特定条件下,人们受利益机制的趋势,追求额外不合理利益的一种表现[141]。医疗领域由于医疗保险方作为付费的第三方的存在,使得医疗服务系统中原有的医患双方之间直接的经济关系消失或退居次要地位,而医疗保险提供方和医疗服务提供方之间的经济关系上升为主要地位,患者不直接支付费用或不用支付全部的医疗费用,在这种情况下,无论是患方还是医方其费用意识淡薄,尤其对于医方来讲,医疗服务的技术性和专业性以及疾病发生、诊治的不确定性决定了医疗服务领域的信息不对称，医生在医疗活动中占主导地位，作为"经济人"的医方出于追求自身利益最大化的动机，很可能在提供医疗服务的过程中诱导患者消费或通过其他不合规的方式从医保基金中谋取利益，引发道德风险，这具体表现为大处方、大检查，选择高成本治疗方式、挂床住院、伪造病历、分解住院等，这些行为不仅造成了医疗资源的浪费，而且增加了医保基金的负担，增加了真正需要医保基金诊治疾病的患者所承担的疾病风险，影响了基金的使用效率，损害了参保者的合法权益。在当前不容乐观的医疗环境下，医疗保险机构应加强对医疗服务提供者使用医保基金行为的控制，以减少第三方付费条件下道德风险导致的医保基金受到的威胁。

（三）基本医疗保险覆盖面增大

目前，我国主要有三种社会医疗保险形式，基本形成了基本医疗保险全覆盖。我国三种社会医疗保险规模庞大，覆盖了95%以上的人群，形成了一定的规模和影响力，是定点医疗机构医疗服务收入的主要来源，医疗保险通过集团购买，对定点医疗机构形成了一种天然的制约力，再通过集体购买者的强大谈判力优势与定点医疗机构签订服务协议，以这种契约关系与定点医疗机构开展合作，对于定点医疗机构来说，医疗保险机构无疑已经成为"天然监管者"，因此，从这个意义上说，我国基本医保覆盖面的不断扩大以及医药卫生体制改革的不断深入，为医疗保险机构监管公立医院提供了强有力的支持。

二、医疗保险机构在公立医院监管中的作用

医疗保险机构指医疗保险工作中，具体负责承办医疗保险费用的筹集、管理和支付等医疗保险业务的机构，即医疗保险系统中的保险方[139]。从我国的实际情况来看，一般意义上的医疗保险机构即为各统筹地区的医疗保险经办机构，但是从广义上说，从基本医疗保险有关政策的制定、执行、实

施,医疗保险费用的筹集、管理、支付,医保基金的监管等整个过程来看,政府其他有关部门也发挥着重要作用,比如中央和地方的劳动和社会保障部门以及财务部门,还有定点医疗机构内部的医疗保险管理处,可见医疗保险监管工作是分散在各个部门的,以医疗保险经办机构对医疗保险的使用监管为主。

医疗保险机构对公立医院的监管主要体现在两个大的方面:医疗费用控制和医疗服务行为的引导控制。首先,医疗保险机构通过一系列的规章制度对定点医疗机构的资格进行审核,以确定医疗机构是否能够成为定点医疗机构,这是医疗机构对参保人员进行医疗服务、获取报酬的前提条件。

其次,医疗保险机构通过协议管理和审核,对公立医院加强控制。医疗保险机构与定点医疗机构签订包括服务人群、服务范围、服务内容、服务质量、医疗费用结算办法、医疗费用支付标准以及医疗费用审核与控制等项目的协议,明确双方责任、权利和义务,通过协议的形式对定点医疗机构进行管理,医保机构根据协议内容对医疗机构提供医疗服务的过程进行审核,通过现场检查的方式或者利用医疗保险计算机网络系统对医疗机构的服务进行监测,包括审核处方、病程记录、医嘱、门诊费用清单、住院日结算清单,考察能够体现医疗机构医疗服务行为的敏感指标,比如基本药物备药率、个人自负比例、大型检查阳性率、出入院诊断符合率、转诊率等来核查医疗机构的医疗服务行为是否符合协议的有关规定,从而决定是否应该支付相应的费用。如果在审核过程中发生了不符合协议规定的费用,医疗保险机构有权不予支付,对违反协议相关规定的违规行为必要时给予处罚,扣除违规费用或保证金,有些地方还采取了定点医疗机构的信誉分级管理,对信誉较高的医疗机构给予一定的优惠措施,对于信誉差的医疗机构进行处罚或者取消其定点资格。通过这些激励和惩罚并重的措施、奖惩退出机制对医疗机构的医疗服务行为和医疗费用起到一定的控制作用。

第三,医疗保险机构通过偿付方式对公立医院的医疗费用和医疗行为进行控制。偿付方式是医疗保险机构作为第三者,代替被保险人向医疗服务提供方偿付医疗服务费用的方式,主要包括支付方式、支付范围、支付标准、支付程序,这些主要是通过协议的方式加以明确,双方必须履行有关协议的规定。不同的偿付方式在一定程度上可调节和规范医疗服务供需双方的行为,尤其是对供方医疗服务行为的调节和规制,从而产生不同的费用结果。主要的费用支付方式有按项目付费、按人头付费、按服务人次付费、按病种付费、总额预付制、疾病诊断分类组付费方式等等。各种支付方式都有其各自的优缺点,能够对医疗服务行为产生不同的影响。比如,按服务项目付费虽然操作上比较简单,能够激发医务人员的工作积极性,但是作为一种后付制方式,其费用控制作用并不理想,由于是按照医疗服务的项目支付,容易诱发诱导需求,为了增加经济利益,医务人员更倾向于多检查、多用药、增加治疗项目,而患者由于处于被动地位,再加之不用自己付费或完全付费的心理而完全接受医生的建议,从而增加了不必要的医疗费用的支出;按人头、按人次付费可能会诱发医务人员分解住院的不道德行为;而总额预付制通过事先规定一定的偿付额度,能够使医疗机构及其医务人员产生一定的成本费用意识,从而约束规范自己的行为。因此,通过偿付制度的设计,医疗保险机构对医疗机构及其医务人员的医疗服务行为起到了有效的规制作用,能够在一定程度上降低不合理的医疗费用,以实现对公立医院的有效监管。

最后,医疗保险机构通过制定一定的规章制度来管理医疗保险基金的使用,也在一定程度上对公立医院产生约束。比如我国制定了《城镇职工基本医疗保险定点医疗机构管理暂行办法》《完善城镇职工基本医疗保险定点医疗机构医疗服务协会的若干要点》《基本医疗保险药品目录》《诊疗设施目录》《诊疗项目目录》等规章制度来约束定点医疗机构与医疗保险有关的行为,规范了医疗保险基金的使用方式,有利于保障医保基金的安全,控制医疗费用。

三、医疗保险机构对公立医院监管的困境及存在的问题

(一)医疗保险监管的立法层次不够

虽然国家和地方相继出台了《城镇职工基本医疗保险定点医疗机构管理暂行办法》《完善城镇职工基本医疗保险定点医疗机构医疗服务协会的若干要点》《劳动法》《社会保险费征缴暂行条例》等规范,但是这类文件大多是原则性的宏观规定,地方也制定了一些管理细则和规范,比较通用的是医疗保险管理协议,但是这些规范层次低、效力差,尤其协议管理,它本质上是与定点医疗机构签订的协议,医疗保险机构与定点医疗机构之间是平行的、契约式的关系,这样的立法层次对定点医疗机构的约束力还不够,难以对其形成一定的威慑力,从而也影响了医疗保险机构对其监管的效力。

(二)医疗保险监管的相关管理规范有待完善

这主要体现在对于定点医疗机构发生了违规行为后的相关处罚的规定。医疗保险机构通过与定点医疗机构签订协议,规定服务人群、服务范围、服务内容、服务质量、医疗费用结算办法、医疗费用支付标准以及医疗费用审核与控制等项目,对定点医疗机构形成约束,但是对于定点医疗机构发生违规行为的处罚规定以及超出支付标准的处理办法规定不明确,也没有相应的处罚标准,这会造成行政执法和处罚的依据不足而缺乏说服力;或者是规定了惩罚方式,但是由于执行力度不够而没有使定点医疗机构的违规行为得到应有的惩罚,即便发生了违规费用,如果处罚力度不够,不会对定点医疗机构形成威胁,这样的低违规成本现象容易导致定点医疗机构放松对自己的管理,医疗保险机构的协议管理方式有时也会流于形式而失去其应有的作用。

(三)医疗保险监管人才缺乏

医疗保险监管工作作为医疗保险管理工作的重要组成部分具有很强的专业性,再加之监管对象是公立医疗机构,使医疗保险机构对公立医院的监管工作更加复杂,它不仅要求医疗保险机构的监管人员具有医疗保险学的

知识,还要求其具有统计学、计算机网络、医学、会计、财务管理、法律等方面的知识,可以说医疗保险监管工作是一项复杂的综合工作,对医疗保险监管人员的素质提出了更高的要求。但是,当前我国的医疗保险机构监管队伍在人员年龄结构、知识结构、能力上还不能满足当前医疗保险对公立医院的监管工作,尤其是当前,随着医保覆盖面的逐步增大、参保人数逐步增多、医改的逐步深入以及复杂的医疗环境,医疗保险监管工作面临更加严峻的形势。

(四)医保监管信息系统不完善

医疗保险监管的复杂性决定了其监管工具也应该满足其复杂性的要求。完善的医疗保险信息系统能够增强医保监管的效率,但是目前医疗保险机构与医疗机构之间的联网信息系统还不够完善,难以满足医保监管工作的需要。

(五)医保监管工作本身的复杂性

由于缺乏统一的出入院标准、诊疗规范,以及医疗服务的专业性,加之疾病本身的不确定性、复杂性,医疗违规行为的隐秘性,对于哪些行为属于违规行为、是否属于过度医疗、某种药品或诊疗项目是否应该纳入基本医保目录范围,医保机构与定点医疗机构之间常常不能达成一致,从而造成监管人员对定点医疗机构的检查难、调查取证难,对违规行为的处罚更难,对医疗机构的监管受到制约,管理成本较高。

第七节 媒体在公立医院外部监管中的作用分析

一、媒体监管功能分析

我国的新闻舆论监督实质上是党和人民群众通过新闻舆论对各级党政机关的工作及其工作人员以及对社会事务实行监督。新闻媒体是社会舆论的重要表达形式,具有覆盖面广、影响面大的特点,分为传统媒体(如广播电视报纸等)和网络新媒体两种模式。新闻媒体对公立医院的监督可谓无处不在、无孔不入,其对公立医院的监督作用自然不言而喻,主要在维护公立医院的公益性、纯洁行医作风、化解医患矛盾、推进公立医院工作、消除违规现象等方面起着积极作用。

(一)媒体监督的依据

随着社会经济的发展和民主政治的推进,新闻媒体已成为一种不可忽视的力量,尤其是在报道曝光社会违法事件中,媒体所扮演的角色越来越重要,舆论监督已成为当今社会民众维护正义与合法权益的重要手段。我国宪法第二条第三款规定,"人民依照法律规定,通过各种途径和形式管理国家事务,管理经济和文化事业,管理社会事务"。这表明我国以根本大法的形式明确肯定了人民参与国家政治、经济、文化、社会生活管理和行使民主监督的权利。这是新闻监督、舆论监督的最根本依据,同时也是党和人民赋予新闻媒体的基本权利和义务,为了实现新闻媒体的监督权就必须要有法律保证。新闻媒体的权利主要包括采访权、知情权、公开报道权、监督和批评权。

(二)媒体监督的原则

权利和义务是对应的,拥有更多的权利就意味着要承担更多的责任。新闻媒体要自觉地承担起舆论监督的责任,责任意识就是要把握舆论监督的出发点。其次,舆论监督要客观公正,所报道的事实要真实准确,只有做到真实准确,才有说服力,才能使问题得到解决,新闻媒体对社会的监督作用要坚持真实性的原则,真实是新闻的生命,也是舆论监督的生命,否则适得其反。例如,记者调查要把握事件发生的地点、时间、人物、事件、原因以及进展过程,这些都要准确无误,事件中所反映的人的所言、所行、所思要真实可靠,不能合理想象,更不能从自己的好恶出发,先入为主。所报道的事件的来龙去脉要搞清楚,不夸大也不缩小,客观公正,这样的舆论监督才有力量。

（三）传统传播媒体监管功能

报纸、广播、电视等传统媒体以其采访权归属、社会属性、公信力地位、普及量、悠久的历史和简便的操作方式，在公民对国家和社会事务行使舆论监督的权利中产生了重大的影响力和号召力。传统媒体作为社会信息传递的纽带，有着重要的舆情交互作用。传统媒体既反映普通人群中的社情民意，也代表着社会各职能部门、权威机构、行业领域的立场。随着中国社会主义民主政治的发展，近年来，传统媒体处理社会突发事件、自然灾害、社会热点和敏感话题的反应能力也逐渐加强[153]。

（四）全媒体时代监管功能

目前，除了广播、电视、报纸等传统媒体的监督，网络、微博、微信等新兴传媒的监督更是无处不在。全媒体时代正在改变着公众的传播理念和新闻的传播形式，基于互联网技术而衍生出来的新载体，如网站、博客、微博、微信等，将图片、文字、声音、视频等，随时随地在网上传播。全媒体时期最典型的网络传播大多是网媒先介入，传统媒体深度跟进。新媒体普遍不设置"权限"、"门槛"，不参照真实身份和社会地位，实现大众传播、组织传播和个人传播[154]。

二、我国媒体在公立医院外部监管中的形势分析

（一）媒体对公立医院监管的优势

1. 监管面广，影响力大

媒体监管是公立医院外部监管中的重要一环，尤其是网络、手机等新媒体兴起后，"人人皆媒体"成为社会新现象。在这种情况下，所有接触公立医院日常工作的公众，都有可能对医院进行实际意义上的监管。监管面往往包括了公立医院日常工作、医风医德、内外环境，甚至医务人员个人生活的方方面面，涉及面之广，前所未见。同时，个人自媒体的发展使得监管影响

力不断扩大,媒体监管不再是孤立报道,而往往会在全社会引起反响,这是在新形势下首先需要注意的问题。

2. 传播速度快,不受地域和时间限制

新兴网络媒体的重要特征之一就是其传播速度极快,其原因在于政府和法律对网络媒体和个人媒体的监管有其滞后性,当监管发生时,新闻传播已经开始,许多重大问题的发现,往往先是见诸媒体报道,再是政府监管部门跟进查处,并通过各种新媒体迅速流通,不受地域和时间的限制,短时间内在区域内,甚至国内、国际范围内产生爆炸性影响的效果。绝大多数报道彰显了舆论监督的"正能量"。开展舆论监督的优势与长处在于可以运用记者的特殊身份进行查证,披露情况也较少受行政执法规范程序的约束,因此,在发现问题、发送报道等方面显得更加灵便、快捷、精准。

(二)媒体对公立医院监管的缺陷

1. 媒体监管立法层级不高、效率低

当前,我国新媒体立法主要由四个方面组成:一是相关法律涉及对新媒体监管。如我国的《国家安全法》《保守国家秘密法》《著作权法》《反不正当竞争法》、新《刑法》等法律就明确规定了与新媒体监管有密切关系的内容。二是颁布有关新媒体监管的专门法律。2000年全国人民代表大会常务委员会颁布的《全国人民代表大会常务委员会关于维护互联网安全的决定》,2004年全国人民代表大会常务委员会颁布的《中华人民共和国电子签名法》。三是制定行政法规。主要有国务院1996年颁布的《计算机信息网络国际联网管理暂行规定》,1998年颁布的《计算机信息网络国际联网管理暂行规定实施办法》,2000年颁布的《互联网信息服务管理办法》等。四是有关部门制定的相关规章。如国务院新闻办公室、信息产业部2000年颁布的《互联网站从事登载新闻业务管理暂行规定》,信息产业部、公安部、文化部、国家工商行政管理局2001年联合发布的《互联网上网服务营业场所管理办法》等。

上述法律法规、行政规章等对我国新媒体监管问题进行了初步的规定。然而,我国新媒体监管法律法规已经不能适应新媒体的发展。虽然我国在新媒体监管方面已制定了一些法律法规,但从总体上看,我国新媒体立法层级不高、法律效力较低,不能包含快速发展变化的新媒体各个方面;而且我国已有的法律法规对新媒体相关各方的权利和义务缺乏明确规定,新媒体法律法规建设存在跟不上和管不住的问题。

2. 媒体监督意识不强

在我国,新闻媒体监督公立医院的良好环境还没有形成,媒体并没有真正参与到医院的监督职责中去。究其原因,主要是由于媒体的正确监督意识不强,监督的整体水平较低,媒体记者对医院的管理、行为等方面的认识较浅,难以真正客观地监督医院行为。

3. 媒体监督真实性欠缺

新闻舆论监督医患纠纷的效度取决于是否获得了关键新闻事实。真实性是媒体报道的生命线,没有真实性,也就失去了客观性,更失去了媒体报道的独立性和权威性。若没有关键性的新闻事实,媒体的新闻报道只能形成公共舆论议题,无法进行有效的舆论监督。

4. 部分媒体职业精神缺失,报道有失偏颇

2014年12月下旬,陕西省西安市凤城医院的几位医护人员,因在手术室内的合影遭曝光而被推到舆论的风口浪尖。在舆论风暴的酝酿发展过程中,微博、微信起到了重要作用,令这场风波从线上蔓延至线下,从新媒体传导至传统媒体。在此过程中,部分媒体相关报道的立场观点与操作过程存在一些不妥之处,引发了来自公众与媒体同行的批评。有些媒体未经核实,直接使用微博照片制作新闻,草率浮躁、不负责任。通过该案例,可以看到我国媒体在公立医院外部监管中需要不断完善其报道方式。

5. 媒体对医患纠纷事件监督常限于批评层面

如今舆论监督的途径进一步拓宽,尤其是网络新媒体异军突起。但是,

值得关注的是部分媒体在公正、公平的旗帜下为患方仗义执言的同时,过分地加重了感情色彩,把医方假想成了患方的"敌人"及法庭上的"被告"。在报道或发表议论时,重结果而轻过程,不去认真地调查、分析医疗纠纷的过程及原因,而是对医疗损害的结果或医患冲突的情形情有独钟,更有甚者,少数媒体出于自身利益的需要,对一些医疗纠纷进行新闻炒作,哗众取宠,导致医疗行业的形象、医患关系跌入谷底[155]。

6. 缺乏医学专业素养,容易误导公众

医学是一门极其复杂的学科,现代科学是其基础,需要经过长时间的专业训练,才能对医学的科学性和复杂性有充分的认识。与国外医学相关媒体从业人员往往具有专业背景不同,国内媒体从业人员普遍对医学甚至科学缺乏专业和理性的认识,其宣传和报道往往以个人的认识和价值观为导向,因此,常有不科学甚至反科学的现象。从目前来看,这种情况短时间内难以改变,只有不断加强教育,提高全民教育水平和科学素养,才能从根本上解决这一问题。

三、强化媒体的公立医院外部监管作用的建议

(一)媒体方面

1. 媒体报道应将真实性放在首位

媒体报道在网络舆情形成方面起重要作用。新闻媒体在对医疗事件进行报道时,要秉着公正、客观、真实的原则,切不可为了吸引网民眼球而歪曲事实、肆意渲染,不能在科学结论和法律判决没有明确之前做出"新闻判决",避免"情绪化新闻",避免误导网民产生情绪化倾向而不能做出理性的判断。同时新闻媒体也应报道一些正面事件,加强舆论的思想宣传作用,树立典范,消除网民对医疗行业的偏见,促进医患之间的理解和信任,为医疗行业创造良好的舆论环境,构建健康、和谐的医患关系。例如2011年的佛山"活婴当死婴处置"案之所以得到迅速有力的反应,没有像其他医患纠纷

案例那样进入一种长期对峙或不了了之的状况,关键在于事实明确清楚,新闻媒体获得了有力的证据材料,采访到了不可辩驳的新闻事实。

2. 新闻媒体应加强正面宣传和引导

新闻舆论监督医患纠纷事件的深度不应仅限于批评层面。在进行医疗纠纷报道时,记者应思考:报道是否有利于解决实际问题,是否对社会有积极意义,这对媒体视野和社会责任意识提出更高要求。大众媒体应有大局意识,协助化解医患矛盾纠纷,促进医患和谐,在采访报道过程中,对医患双方进行理性引导,纠正患者的偏见与误会,而不是一味追求"轰动效应"博眼球[156]。

(二) 政府方面

1. 加强对新媒体监管

我国对新媒体监管存在严重的制度欠缺问题,影响了对新媒体的监管。新媒体形式多样,发展迅速,涉及面广。对此,我国要从多方面制定新媒体监管制度。这主要包括以下几个方面。其一,严格实行新媒体实名制。所有利用新媒体传播信息的人都必须以实名申请,网上注册,这样使新媒体传播的信息都能够追溯其发布人,预防管理漏洞。例如,韩国从2005年开始,实施互联网实名制,网民在网络留言、建立和访问博客时,必须先登记真实姓名和身份证号,通过认证方可使用。其二,安装过滤软件。例如,法国要求互联网服务供应商必须向用户介绍并推荐使用内容过滤软件,德国于2013年下令谷歌必须从自动搜索中删除"含诽谤性"的搜索结果。英国对新媒体信息内容进行详细分类,实行严格的分级和信息过滤。我国应该借鉴外国的经验,通过安装过滤软件,对新媒体传播不良信息和有害信息开展强制性审查和监控,对有关影响社会稳定与国家安全的不良信息进行过滤处理。其三,建立健全新媒体舆情监测体系。为了防范少数人员利用新媒体散布危害我国公共秩序、国家安全、民族和宗教关系、公共道德规范的不良信息,我国应当建立和完善新媒体舆情的搜集、研判和反应机制,对重点网站、热点问题等进行全天候监测,准确把握舆情脉动。其四,加快新媒体监管技术的研究和开发利用。我国各级政府和有关新媒体监管部门要加强新媒体技术监管平台建设,增强新媒体技术监管能力,提高新媒体监管效能[157]。

2. 加强媒体监管和政府监管的行动默契

指在发现线索到政府管控的过程中要实行有效衔接,将媒体发现和政府作为链接成一个监管整体。媒体发现相关线索,能够及时向监管部门提供。监管部门也就能够更有针对性地及时介入查证,控制关键环节,把危害后果控制在最小范围[158]。

(三)医院方面

1. 决策者要正确对待网络民意

网络已成为社会舆论的重要策源地,由于受网民社会心理学效应以及新闻媒体报道等的影响,网络舆情既有合理的一面,又带有不合理、情绪化的一面。卫生管理决策者应重视这块社会心态的"晴雨表",以理性清醒的态度对待医疗新闻事件的网络民意,从中发现问题、解决问题。对舆论中反映出的医疗行业弊端和民众的合理诉求,应积极面对并采取有效措施解决;对于偏颇、虚假甚至恶意炒作的网络舆论,要积极进行澄清、引导和治理。同时应加强对公众医学相关知识的科普教育,培养网民的医学科学素养;加大对媒体不良行为的处罚,增加其违规成本[159]。

2. 要建立应对危机的长效机制

医疗危机应对的错误方式是"扛、盖、躲"。在危机发生之前,要成立危机管理小组,制定管理条令和细则,建立可查阅的文件和法规档案,指定新闻发言人,估量潜在的危机和并做好预案,定期进行操练。与媒体沟通中,要控制主动权,注意非言语沟通,始终注意传递组织的信息,展现自身的形象与精神面貌。医疗危机沟通速度是关键,医疗信息透明是核心,树立医者社会责任是挽救危机之根本。

3. 提升全媒体新闻策划能力

逐步提升新闻发布质量和水平，很重要的一点就是必须增强全媒体新闻策划能力，其中包括报道策划和活动策划，报道策划的功能主要是深化报道主题，强化舆论导向，要加强医院全媒体宣传平台、舆情信息收集平台、危机疏导平台的创建。要与知名网络媒体建立互动合作，开设健康在线咨询，由医院专家与患者进行互动沟通，传播健康知识。医院拥有自己独立的网络宣传平台，重视医院网站、微博、微信的建设，建立网络宣传信息队伍，明确医院内部网络信息发布流程，确保为社会大众提供真实、有效的健康信息。

4. 对医务人员加强媒体沟通技巧培训

医院应该注重培养医院群体的沟通能力，举办宣传骨干培训，邀请资深记者、媒体专家，为科主任、通讯员做新闻实践培训，重点培养新闻发言人。让每一个医务人员懂得沟通，让每一个环节的医院工作人员学会沟通，在沟通中赢得患者对医院和医务工作者的尊重，取得社会和民众对医院工作的理解和支持，争取新闻传媒对医疗纠纷客观公正的报道。

5. 建立与媒体定期联络机制

医院要加强与媒体的沟通，不能只靠在发生危机事件时"临时抱佛脚"，而应该注意从平时做起，从细节抓起，建立与媒体的定期联络机制。医院可以积极参加媒体组织的活动，不仅可以密切感情，也不失为宣传的好机会。医院也可以根据自身的实际情况，将经常打交道的媒体和记者组织起来，组成医院媒体库和记者库，定期召开新闻发布会，向媒体记者发布信息，同时经常从媒体获取"内部消息"，有针对性地向媒体提供医学科普文章、医院评论文章、专家观点等新闻资源，还可以不定期地组织记者参加医院卫生讲座、组织联谊活动等，从不同层面、不同角度强化与媒体的关系[160]。

6. 重视社会舆情热点事件之后的形象修复与管理

危机后期,医院突发事件逐渐平息,社会公众关注度逐渐降低。此时,医院内部应该进行总结梳理、汲取经验,找出问题和症结,加强医院管理,及时加以改进。针对实际情况,可适时策划制定正面新闻传播事件,对公众进行无形补偿,通过媒体这个中介,加强与公众的沟通,展示医院的良好形象,重新构建和谐的医患关系[161]。

第八章
公立医院外部监管碎片化与整体性治理

公立医院是政府出资举办的具有公益性质的社会福利事业单位,公立医院外部监管能够弥补医院内部治理结构以及内部约束机制的缺陷等问题,更加客观公正地平衡各方利益,确保公立医院实现公益性[11]。然而,随着医药卫生体制改革不断深化,分散化、分权化的改革措施导致公立医院外部监管呈现出一种相对碎片化状态,碎片化(fragmentation)及其带来的协调、协作等方面的困境成为公立医院外部监管亟需解决的难题。

"整体性治理"(holistic governance)理念最早由英国学者佩里·希克斯(Perri 6)提出[162],是对新公共管理(New Public Management,NPM)的一种修正,旨在不消除专业化分工、组织边界的条件下,针对政府追求效率所带来"碎片化"的一系列问题,通过长期有效的制度化协作,促使社会公共管理各个主体,包括上下级政府之间、同级政府之间、公私部门之间建立多种联系,协同行动,以达到发挥整体效能的作用[163]。因此,对于当前公立医院外部监管碎片化的问题,运用"整体性治理"理论来研究其解决之道,有其可行性和现实意义。

第一节 公立医院外部监管碎片化困境

公立医院外部监管"碎片化"是指公立医院以外的组织、机构和人员对医院管理者的管理行为以及医院发展密切相关的各种因素进行监督和约束的过程中,由于系统性的外部监督和管理体制不健全或协调机制缺失,导致公立医院监管连续性和协同性不足,并造成监管成本高、效率低的结果。具体主要表现在以下几个方面。

一、监管机构碎片化

监管机构碎片化是指由于法律法规和监管体制不完善等原因,公立医院外部监管机构的分散化和各自为政的情形。政府是公立医院外部监管主体中的核心控制组织,经过国家卫生和计划生育委员会们多年的分权再分权,政府对公立医院的监管已分散在多个行政部门,涉及卫生、发改、物价、财政、医保、审计、人力资源和社会保障局、食品药品监督管理局等不同部门。精细的部门职能分工、多头监管的初衷在于提高监管效率,但实际上,各个部门都是各自独立的利益主体,各个部门为了追求各自的利益最大化而进行博弈,部门之间协调合作不力致使监管效率相对低下。

二、政府监管职能碎片化

由于监管机构分散,政府对公立医院的监管职能也呈现碎片化状态。卫生行政、医保、财政、药监等部门在我国公立医院监管问题上均具有一定的发言权,而不同部门对公立医院的监管既有重合又各有侧重,比如,发改委掌握公立医院建设项目的规划、审批,财政局负责财政经费拨付,物价部门负责价格制定,编办主管编制,人事局负责制定人事编制。条块分割的监管职能难以从全局对整个监管过程进行协调干预,并且带来政府监管权力体系碎片化、监管权责失衡等问题。政府公立医院监管权力碎片化表现在横向碎片化和纵向碎片化,反映政府内部在横向和纵向权力上存在双重领导,给权力运作进行策略博弈提供可能。横向碎片化是同级不同职能政府监管部门缺乏横向信息沟通和相互协调,权责界限模糊,无法确定谁有权管辖并承担管理责任;纵向碎片化是不同层级的政府监管部门缺乏权力制衡,权力协调网络碎片化,一定程度上加大了政府监管公立医院的难度,难以形成监管合力。比如卫生行政部门虽然对公立医院承担主要监管责任,但却缺少足够的权限,部分公立医院与当地卫生计生部门行政级别相同,导致卫生计生部门工作被动,区域卫生规划难以实现。

三、监管法律碎片化

政府通过法律手段实现对公立医院的监管,一方面有助于保障国家医疗卫生战略目标的实现,另一方面又能保障公立医院在医疗服务市场的主体性和独立性。从立法现状看,我国缺乏完整的公立医院运行法律框架,虽有种类繁多的涉及公立医院监管的法律、部门规章、制度等,但立法滞后、立法层次较低、效力不高[169],部门规章以业务规范指导居多,对机构运行目的进行规定的规章制度较少,或由于机构权利边界难以界定,甚至存在部分文件相互冲突、监管体制不健全、法律责任不严谨等"碎片化"问题。

四、信息监管网络碎片化

在医疗大数据时代的今天,对公立医院进行监管的基础和前提是准确地获取真实而全面的各种信息,否则对公立医院的监管无法实现。长期以来,我国并没有真正建立起互联互通的医疗服务信息监管网络[167],信息统计主要依靠医院上报,政府获得的相关信息相对残缺片面[167]。加上政府部门之间又不能公开本部门的内部资料信息,使得获取信息的成本高,监管机构难以对公立医院进行实时监控并及时制定科学决策。

五、医院外部财务监管碎片化

由于医院外部财务监管体系及制度的缺失,造成医院外部财务监管碎片化,长期以来,我国公立医院一直按计划经济管理模式运行,忽视财务管理与核算,政府对公立医院财务监管采取的手段是财务报表或报告、不定期检查,往往流于形式。当前不断出现部分公立医院对本单位国有资产的营运、处置随意,程序不规范,财务状况失控等现象,加之缺乏外部独立审计监督,执行既定制度的外部监督和约束力薄弱,未能形成事前预警—事中控制—事后反馈的一体化财务监管体系。

第二节 公立医院外部监管碎片化成因

一、监管法律法规、制度不健全

目前,我国公立医院法律监管体系尚未形成,法律监管在我国公立医院政府监管中作用还比较薄弱,使得公立医院监督行为往往无法可依或是依据不足。首先,目前公立医院监管法律过于零散,且未能覆盖管制的全部领域。例如,目前我国没有统一的专门规定公立医院职业规则的法律,有关职业规则散见于《执业医师法》《医疗事故处理条例》《医院感染管理规范》等技术操作规范和标准当中,无法系统地对公立医院医疗服务的执业予以统一的规范。其次,已有的一些法律法规过于笼统,缺乏具体操作性。如2009年国务院通过了《关于深化医药卫生体制改革的意见》和《2009—2011年深化医药卫生体制改革实施方案》,但这仅是一部纲领性文件,内容涵盖宽泛,并未就公立医院监管制度改革做出具体化的立法努力,导致公立医院监管目标的实现缺乏具体的法律规制手段。再次,由于公立医院受到多方监管,各个立法的出发点不统一,直接导致立法内容上的矛盾。这种立法法制不统一的状况也为现实中的选择性执法提供了空间。

二、监管部门之间配合不够

监管部门之间配合不够是监管机构碎片化的主要成因之一。如果政府各监管部门能很好地进行"跨部门合作",或许能够弥补法律法规和制度不完善的缺陷,提高公立医院外部监管效率,形成综合治理的合力。然而,现状却不尽如人意。虽然有关主管部门都有公立医院监管的相应职责,但是,正因为多部门均具有监管职责,监管的责任也由此被分散化。不同部门的行政主体的目标和职能是不同的,采取的手段各异,自然无法形成监管合力。即使沟通协调,也有可能出现"搭便车"现象。除了职能主体的横向协调不力以外,还存在纵向配合不足的问题。这是由于不同层级相同部门的行政主体追求的利益目标不尽相同,造成各层级行政主体的目标差异。多部门环节化监管具有"集体行动"的特征,监管效率取决于各部门之间的协调与合作,复杂多点连接的网状权力关系可能会使各部门陷入"集体行动的困境"。因此,要完成公立医院外部监管责任,需要多个部门充分有效地配合、联动。

三、社会监管力量薄弱,独立性不强

第三方非政府组织监管可以促进公立医院与社会公众的信息交流,帮助矫正医患之间信息不对称的状态,从而使公立医院更好地回归公益性[158],因而公立医院外部监管强调除政府以外更多主体参与监督管理体系,形成"多元共治"局面,包括行业协会、民间组织、社会团体、公共媒介等第三方非政府组织的参与,如中华医学会、中国医院协会和中国医师协会。目前,公立医院监管的多元共治的体制虽已确立,但是,由于社会组织之间缺乏一种横向协调的机制,社会力量过于分散,加之社会第三方监管机构独立性不是很强,比如,中国医院协会的业务主管单位是国家卫生和计划生育委员会,依法接受其业务指导,而协会中众多领导职位仍然由卫生行政官员兼任,社会组织在执行监督权力时发挥的作用十分有限。政府组织和社会组织之间尚未形成平等、协商、合作的共治关系,从某种意义上来说,社会组织对公立医院仍然是体制内的监管。这种政府占主导地位独立推行协作的框架并不能解决多元参与主体的不足,弥补政府监管体制外的监管空白。

四、信息共享与披露程度低

信息公开是保障公立医院有效监管的基础,在信息共享与协调沟通的情况下,监管部门之间合力将是"1+1＞2"。信息的公开和透明会使医疗机构的压力和动力都有所增加,从而加快改革进程。"十二五"期间,国家要求以公共卫生、医疗保障、医疗服务、基本药物制度以及综合卫生管理五大业务领域为重点,建立国家卫生信息监管系统。但是据有关调查结果显示[169],大型公立医院院务信息公开情况整体较差,部级和省级医院稍好于其他,有效信息条目数差距也很大,这一调查结果部分反映了我国公立医院信息共享和披露不足,缺乏完整的医疗服务需求者、管理者和社会共同参与的公立医院监管网络。

第三节 弥合公立医院外部监管碎片化治理策略

公立医院外部监管机制打破"碎片化"模式,构建无缝隙的公立医院外部监管模式,已经成为当前公立医院改革的新趋势。整体性治理通过整合机制消减公立医院碎片化监管状态[169],促使各监管主体在共同的管理活动中协调一致，达到功能整合的目的。

一、整合监管机构及其监管职能

对于公立医院政府监管机构及其监管职能分散带来的"横向碎片化"和"纵向碎片化"问题，需要通过加强协作和目标整合，实现监管部门之间的整体性治理和无缝隙监管。一方面，要加强同一层级政府的不同监管部门之间的协同作用，比如将发改委的价格监管职能和人力资源与社会保障部的医疗保险部门整合，探索公立医院医疗服务价格新的形成机制；另一方面，要协调上下级政府监管部门之间的沟通合作，打破组织壁垒，实现纵向整合。在中央层面设立一个由国家卫计委领导的，由国家发改委、中编办、人力资源和社会保障部等部门组成的代表国有资产意志的最高监管组织，明确其下属部门的职权范围，避免监管工作的推诿、冲突和监管漏洞，统一协调管理，从而降低行政成本和提高行政效率。

二、整合监管法律法规

完善健全的医院监管相关法律法规体系是公立医院外部监管的制度保障，要基于法制统一原则和法律渊源效力等级原理，整合公立医院监管法律法规。中国香港对卫生监管法律法规建设非常重视，特别是针对不同类型的医疗机构和医护人员颁布相对应的监管条例，如《医院、护养院及留产院注册条例》《医生注册条例》等，形成了一套系统完整的法律法规体系[167]。可以借鉴香港的立法方式，根据国务院深化医疗卫生体制改革的意见，逐步建立健全与内地基本医疗卫生制度相适应，比较完整、详细的卫生法律制度。

三、整合"政府-社会"多方监管力量

围绕社会组织监管力量分散且缺乏独立性的状况，需要让社会组织逐

渐脱离依附。整合政府和社会监管力量,构建"政府－社会"的互动合作关系无疑是合乎时宜的策略。客观上要求建立协商机制,社会组织获得参与政策制定的身份,保障社会多方监管主体的监管权限。比如,建立专业型中介机构,加强对公立医院的质量监督检查,充分发挥医学会、医院管理学会、医师协会等中介组织和学术团体的作用,协同行政部门加强行业自律,建立公平、公正的公立医院外部监管环境。

四、整合医疗信息监管平台

整合医疗信息监管平台、推进医疗信息化建设有利于医疗责任追踪,有效控制信息不对称,降低医院监管成本。医疗信息监管平台建设的首要意义在于整合政府部门、行业协会、患者、其他社会组织在内的多元化信息公开主体,使得网络平台上的各方都能够进行信息共享和协同管理,发挥组织资源的协同效应。要通过信息披露缓解信息不对称问题,使得网络平台上的各方都能够进行信息共享和协同管理,发挥组织资源的协同效应,为加强医疗卫生服务的有效监督与评价提供技术支撑,实现监管环节透明化。然后,建立统一的医疗服务监管信息发布系统,强化政府对医疗服务市场的监管定位与监管职责,解决政府在公立医院医疗服务监管中的缺位错位问题。此外,还可以借鉴发达国家的先进经验,例如,澳大利亚非常重视医院信息公开,从法律、政府和社会等多个层面要求做到信息公开,各州政府对医院评估和监测的结果(如候诊时间等)都及时向社会公布,保障全社会参与和多方监管公立医疗机构的建设[171]。

五、整合公立医院财务资产外部监管体系

公立医院财务资产外部监管体系是医院运行监管的重要组成部分。为了完善公立医院财务外部监管体系,一是建立医院财务监管报告制度、财务监管检查制度、年度审计制度等,对被监管医院一定经营期内的资本营运结果、财务状况进行客观、公正的综合评价和定期专项检查。二是加强对医院各种财务报表的审计工作,构建一套科学、全面的公立医院财务和资产评价指标体系,确保财务报表真实可信,规范医院经营管理。三是推进公立医院财务信息化建设,提高信息共享能力,接受社会监督。

第九章
公立医院外部监管的多重博弈模型及政策启示

随着时代的变迁和生活水平的提高,医疗卫生服务与人们的关系愈加密切,医疗卫生体制改革也成为世界各国关注的焦点。医疗卫生服务不同于一般的公共服务,具有服务信息的不对称性,消费的不可预知性,服务的差异性,服务效应的滞后性、不易逆转性等特性。因此,亟待建立完善的、针对医疗服务领域的监管体系。

截至2014年3月,我国已有公立医院13 388个,民营医院11 514个。尽管从数量上看两者基本持平,但从业务量分析,公立医院几乎占据85%~90%的市场份额。由此可见,公立医院仍然是我国医疗卫生服务提供的主体,承担着维系最广大人民健康权益的主要责任。其服务宗旨是使人民群众切实享受到高质量的医疗卫生服务,最大程度地体现公益性,这有别于民营医院的利润最大化。然而,伴随着市场经济的发展和医疗卫生体制改革的深入,公立医院自主权逐步扩大,其医疗服务行为过于追求经济效益,大检查、大处方、诱导需求等现象屡见不鲜,逐渐偏离公益性的轨道。由此导致"看病难、看病贵"与医患矛盾等一系列问题凸显,建立全方位、多层次的公立医院监管体系已经成为刻不容缓的重要课题。

公立医院监管包括医院内部和外部两方面,其外部监管指由公立医院之外的人员、组织和机构对医院管理者的管理行为以及与医院发展密切相关的各种要素进行约束和监督的机制[172]。公立医院本身是复杂的系统，监管体系改革涉及多重利益相关方权责利的调整与平衡。为了客观公正地平衡各方利益，在促进公立医院自身建设的同时，为防范公立医院的逐利行为，进而实现社会福利最大化的公益性目标，就必须重视公立医院的外部监管，将"他律"与"自律"相结合。

目前学界主要运用理论方法分析公立医院外部监管的相关课题，探讨各类主体与公立医院之间的利益关系和外部监管存在的问题。少部分学者对公立医院外部监管进行定量分析，如刘自敏等（2015）[163]利用多委托人共同代理理论对公立医院监管体系及监管者目标进行分析，指出政府应该采取措施促使多个监管者合作；虞兰香等（2014）[164]通过建立政府财政补偿与公立医院回归公益性的博弈模型，探讨公立医院公益性的回归与政府补偿的关系。现有研究皆从宏观层面研究了公立医院的外部监管问题，但公立医院逐利的实施手段（"以药养医"和"以检养医"）皆发生在患者进行疾病治疗的过程中，需要由医生进行操作和实现，而让两种手段成功的前提是患者采纳了医生的治疗方案。因此，公立医院逐利性产生的根源是微观层面医生与患者之间博弈的成功，其本质是以医生为代表的公立医院与以患者为代表的监管主体之间的博弈。李璐和方鹏骞（2014）[165]曾研究公立医院医务人员对多元监管的感知评价，并据此为公立医院外部监管提供改进策略。因此，从微观层面对医生与患者进行探讨，对公立医院外部监管具有重要探索意义。

第一节　公立医院外部监管中的多重博弈

公立医院的监管过程，实际也是各利益相关方的博弈过程，由于利益诉求的差异，任何两个利益相关方都存在博弈行为。本文仅以公立医院外部监管为着眼点，针对三类关系链，分析以公立医院和政府监管机构为局中人的博弈模型,以公立医院和行业协会为局中人的博弈模型,以公立医院和患者为局中人的博弈模型,为开展公立医院外部监管提供理论依据。

一、公立医院与政府监管机构之间的博弈关系

假定政府监管机构和医院为博弈局中人,均以经济人的利益最大化为博弈诉求,医院追求公共利益最大化,政府监管机构追求医疗安全管制效率的最大化。医院的策略包括逐利和不逐利,政府监管机构的策略分为认真监督和不认真监督。

(一)模型假设

(1) 政府监管机构认真监督公立医院是否存在趋利行为的成本为 C_1,不监管成本为 0,优质政府形象收益为 R_1;

(2) 若公立医院存在趋利行为,获得收益 R_2,监管部门发现后将依法对其进行惩罚,公立医院应承担的法律责任和处罚即成本 C_2,上缴后作为政府的收益;

(3) 若公立医院存在趋利行为,而政府监管机构又不认真监管,形成的社会成本为 C_3,政府在公众中威望受损,损失的声誉成本为 C_4;

(4) 若公立医院不趋利,就会积极配合监管部门的监督检查,为此付出的成本为 C_5,获得合法收益 R_5。

在此基础上,设定政府监管机构与公立医院的博弈模型矩阵,如表9-1。

表9-1 政府监管机构与公立医院的博弈矩阵

		政府监管机构	
		认真监督	不认真监督
公立医院	不趋利	R_5-C_5, R_1-C_1	$R_5-C_5, 0$
	趋利	$R_2-C_2, C_2+R_1-C_1$	$R_2, -C_4$

对照上表,分析我国公立医院外部监管现状。由于我国现行的法律、制度对于公立医院趋利行为的处罚力度不大,即 C_2 较小;政府监管机构由于缺乏相应的奖惩机制,基本也不太重视声誉损失,即 R_1,C_4 较小。同时结合实际,不难发现公立医院上缴的罚金远小于政府监管成本,由此得出 $C_2+R_1<C_1$,$C_4<C_1-R_1-C_2$,此时(趋利,不认真监督)成为纳什均衡。

要使这一现状得以改善,除了加大对公立医院趋利行为的处罚外,强化其不认真监管而产生的社会成本 C_3 也是可选的路径之一。由于联系实际,社会成本 C_3 比政府认真监测成本 C_1 大得多,即 $C_3>C_1>C_1-R_1-C_2$。此时,新的利益平衡机制会促使政府监管机构认真履行职责,规范公立医院的趋利行为,而与之对应新的博弈矩阵如表9-2所示。

表9-2 政府监管机构与公立医院的新博弈矩阵(1)

		政府监管机构	
		认真监督	不认真监督
公立医院	不趋利	R_5-C_5,R_1-C_1	R_5-C_5,0
	趋利	R_2-C_2,$C_2+R_1-C_1$	R_2,$-C_3-C_4$

(二)模型解析

1. 纯策略纳什均衡分析

(1)当 $R_1-C_1>0$ 时,则监管机构始终选择认真监督,但此时医院还存在是否趋利的选择。此时,比较理想的状态应该是医院不趋利,即达成(不趋利,认真监督)的纳什均衡,就必须满足条件 $R_5-C_5>R_2-C_2$,即使医院不趋利的收益成本差大于其趋利的收益成本差。

(2)当 $R_1-C_1<0$ 时,政府监管机构是否认真监管则取决于($C_2+R_1-C_1$)与0的大小关系。如果前者大于0,则不存在纯策略纳什均衡;如果后者小于0,则我们可以促成(不趋利,不认真监督)的纳什均衡,需要创造条件 $R_5-C_5>R_2$,即医院不趋利的净收益大于趋利的收益,这个在现实生活中难以实现。

2. 混合策略纳什均衡分析

由于在某些情况下,不存在纯策略纳什均衡,故进一步分析混合策略纳什均衡的博弈模型。进一步假设政府监管机构认真监督公立医院是否存在趋利行为的概率为 α,公立医院不趋利的概率为 β,$R_1-C_1<0$,$R_2-C_2<R_5-C_5$,列出下述博弈矩阵表9-3。

表9-3 政府监管机构与公立医院的新博弈矩阵(2)

		政府监管机构	
		认真监督(α)	不认真监督($1-\alpha$)
公立医院	不趋利(β)	R_5-C_5, R_1-C_1	$R_5-C_5, 0$
	趋利($1-\beta$)	$R_2-C_2, C_2+R_1-C_1$	$R_2, -C_3-C_4$

(1)政府监管机构的期望收益函数为:

$E_1 = \alpha[\beta(R_1-C_1)+(1-\beta)(C_2+R_1-C_1)+(1-\alpha)(1-\beta)(-C_3-C_4)]$

令 $\dfrac{\partial E_1}{\partial \alpha}=0$,得 $\beta^* = 1-\dfrac{C_1-R_1}{C_3+C_4+C_2}$。

(2)公立医院的期望收益函数为:

$E_2 = \beta[\alpha(R_5-C_5)+(1-\alpha)(R_5-C_5)]+(1-\beta)[\alpha(R_2-C_2)+R_2(1-\alpha)]$

同理,令 $\dfrac{\partial E_2}{\partial \beta}=0$,得 $\alpha^* = \dfrac{R_2+C_5-R_5}{C_2}$。

则该混合策略纳什均衡点为:

$$(\alpha^*, \beta^*) = \left(\dfrac{R_2+C_5-R_5}{C_2}, 1+\dfrac{R_1-C_1}{C_3+C_4+C_2}\right)$$

(三) 模型讨论

1. 基于政府监管机构认真监督的概率 α 的讨论

由上述模型解析,不难看出政府监管机构认真监督的概率 α 取决于 R_2, C_5, R_5 和 C_2,即与公立医院趋利行为的收益、公立医院不趋利的成本成正比,与公立医院不趋利的收益以及公立医院趋利被监管部门发现后的成本成反比。由于医院趋利收益大,维持不趋利成本又大,当然其趋利动机就大大增强,因此,需要加大监管力度。换言之,如果我们降低趋利收益与成本差,提高不趋利的收益成本差,则公立医院的自律性就可以部分取代政府监管。

2. 基于公立医院不趋利的概率 β 的讨论

同理,公立医院不趋利的概率 β 取决于 C_1, R_1, C_3, C_4, C_2。由于假定了 $C_1 > R_1$ 时,即监管部门认真监督的成本大于其优质形象的收益,则公立医院不趋利的概率 β 与监管部门认真监督的收益成本差额 $(R_1 - C_1)$ 成正比,与公立医院的趋利处罚成本、医院趋利而未被监管的社会成本以及由此产生的政府声誉损失成本成正比。因此,要提高公立医院的自律性,必须提高其监管收益、降低监管成本,同时提升公立医院趋利后的系列成本,包括处罚成本、社会成本及声誉损失成本。

二、公立医院与患者之间的博弈关系

假定公立医院和患者为博弈的局中人,均以经济人的利益最大化为博弈诉求,医院追求公共利益最大化,患者追求效用(包括健康和医疗卫生效用)的最大化。医院的策略选择有逐利和不逐利;患者的策略选择包括投诉和不投诉,投诉存在成本和收益,投诉的成本包括信息收集、与医院和政府监管部门之间的反复沟通、协商的时间、精力、经济和体力成本;收益假定为医院的赔偿金。

医院和患者混合策略博弈纳什均衡的结论是:患者投诉的概率取决于

医院逐利的赔偿金与额外收益两大因素,与额外收益成正比,与赔偿金成反比;医院逐利的概率取决于投诉成本与赔偿金两大因素,与赔偿金成反比,与投诉成本成正比。其中患者投诉概率与赔偿金成反比的原因是赔偿金数额大,能对公立医院产生威慑作用,在一定程度上替代患者投诉。此外,在此博弈过程中促进医院不逐利的关键是降低患者的投诉成本和提高逐利的赔偿金[166]。

三、公立医院与行业协会之间的博弈关系

由于医疗服务的特殊性决定了其监管需要专业人士的介入,而医药行业协会就是这样一类汇聚了相关专业人士的组织。因此,行业协会在公立医院外部监管中具有不可替代的作用。同理,可构建与政府监管部门类似的博弈矩阵,得出与政府监管部门类似的博弈结论。

其监管方式不同于政府监管部门,主要表现为自律和维权。其一,通过系列培训、学术交流、协助制定相应的规范文件、参与相应的资质认定等形式,履行相应的监管职能,以提升公立医院从业人员的自身素质,进而促进公立医院的自律。其二,行业协会通过组织的优势,在法律框架内维护医护人员的合法权益,以此营造和谐的医疗秩序和医患关系,保障患者的健康权益。

四、不完全信息下医患诊疗博弈模型构建与分析

由于在疾病治疗中,医患双方存在严重的信息不对称,医生作为具有信息优势的一方可以提出专业的治疗方案,但当公立医院具有逐利性时,医生选择过度治疗,公立医院不具有逐利性时,医生选择适度治疗,可将医生的策略空间记为 $S_1=\{s_{11},s_{12}\}$,s_{11} 为高费用,s_{12} 为低费用。患者选择接受或拒绝医生的治疗,其策略空间记为 $S_2=\{s_{21},s_{22}\}$,s_{21} 为接受,s_{22} 为拒绝。进一步设计一个不完全信息下的两阶段动态博弈模型,如图 9-1 所示。

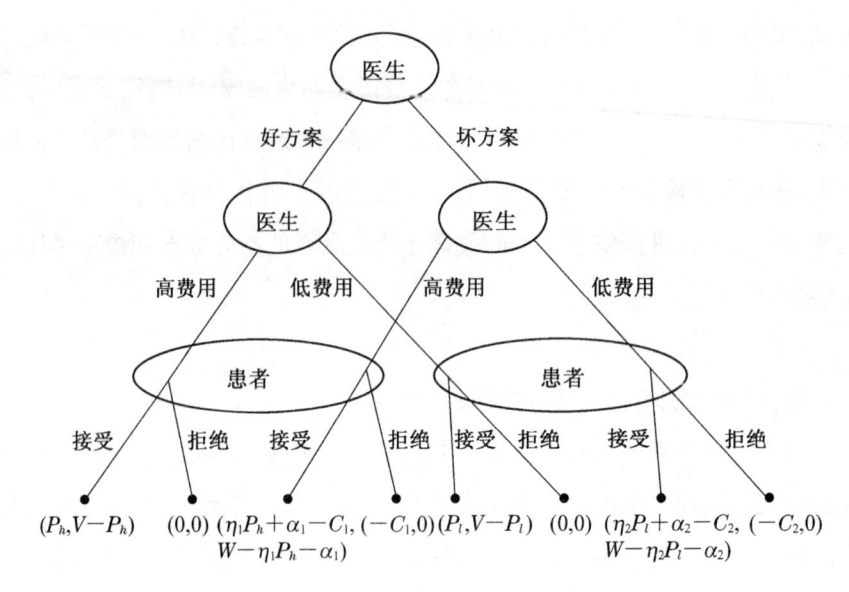

```
                            医生
                      好方案 / \ 坏方案
                         /     \
                       医生     医生
                   高费用/ \低费用  高费用/ \低费用
                     患者         患者
              接受/ \拒绝  接受/ \拒绝  接受/ \拒绝  接受/ \拒绝
```

$(P_h, V-P_h)$　$(0,0)$　$(\eta_1 P_h+\alpha_1-C_1,$　$(-C_1, 0)$　$(P_l, V-P_l)$　$(0,0)$　$(\eta_2 P_l+\alpha_2-C_2,$　$(-C_2, 0)$
　　　　　　　　　　$W-\eta_1 P_h-\alpha_1)$　　　　　　　　　　　　　　　$W-\eta_2 P_l-\alpha_2)$

图 9-1　不完全信息下的两阶段动态博弈模型

模型变量及条件说明如下:

(1) 模型描述某一种疾病的治疗过程,医生提供治疗方案。好方案是一个合理治疗方案,坏方案则是一个过度治疗方案(增加不必要检查及治疗或将高价医疗资源替代部分低价医疗资源,其最终目的都是增加患者总的治疗费用)。

(2) 当存在"以药养医"或"以检养医"时,则产生非必要费用 $\alpha_i, i \in (1,2)$(不必要的医疗资源耗损所带来的费用);坏方案是指高价医疗资源以一定比例替代低价医疗资源,替代系数记为 $\eta_i, i \in (1,2)$,系数大小由医生根据患者预期支付能力、治疗的必要费用、疾病复杂程度等信息来确定。

(3) 医生需要说服患者相信所提出的方案是合理的治疗方案,由此产生伪装成本 $C_i, i \in (1,2)$。

(4) 治疗该疾病需要支付的高费用和低费用分别为 P_h 和 P_l,好方案和坏方案为患者带来的总效用记为 V 和 W。医生在提高医疗费用时不应超过原有费用,而是调整必要费用和非必要费用的比例(即调整 η_i),否则患者会根据费用变化而影响判断,因此,令 $P_h=\eta_1 P_h+\alpha_1$,$P_l=\eta_2 P_l+\alpha_2$。

使用逆推归纳法寻找该模型的均衡。

当医疗方案是高费用,患者接受的期望得益为:

$$U_{2h}=p(g/h)(V-P_h)+p(b/h)(W-\eta_1 P_h-\alpha_1),令\ p(g/h)=p,$$
$$U_{2h}=(W-\eta_1 P_h-\alpha_1)+p(V-P_h-W+\eta_1 P_h+\alpha_1)$$

结论一:当且仅当 $p>\dfrac{\eta_1 P_h+\alpha_1-W}{V-P_h-W+\eta_1 P_h+\alpha_1}$ 时,患者选择接受治疗方案。

当医疗方案是低费用,患者接受的期望得益为:

$$U_{2l}=p(g/l)(V-P_l)+p(b/l)(W-\eta_2 P_l-\alpha_2),令\ p(g/l)=q,$$
$$U_{2l}=(W-\eta_2 P_l-\alpha_2)+q(V-P_l-W+\eta_2 P_l+\alpha_2)$$

结论二:当且仅当 $q>\dfrac{\eta_2 P_l+\alpha_2-W}{V-P_l-W+\eta_2 P_l+\alpha_2}$ 时,患者选择接受治疗方案。

不论是高费用或低费用,当患者预计期望效用与将承担费用的差距越大,接受治疗方案的判断将越易于实现。$p(g/h)$ 和 $p(g/l)$ 分别作为患者对高价是好方案和低价是好方案的判断,它们需要依赖相关因素的支撑。

而在现实生活中,α_1,α_2,η_1,η_2 等因素的实际情况是难以获取和评估的,这正是信息不完全的集中体现。处于信息劣势的患者难以对医生的不合理医疗行为进行判断和监管,为公立医院逐利行为提供更多的机会。因此,需要进一步深入研究医患间关系本质,探究限制医生不合理医疗行为的具体方式。

五、不完全信息下医生医疗行为的激励合同设计

当委托人通过委托授予代理人某些权利,双方就形成了委托代理关系。委托方和代理方目标不完全一致和信息不对称是委托代理问题的充分条件和必要条件。患者与医生之间的医疗活动本质是一个委托代理关系,约束

医生行为的关键是改善医患之间(委托人与代理人)的信息不对称。委托代理模型的目的是针对信息不对称时进行的激励合同设计,因此,选择委托代理模型设计最优激励合同来实现对医生行为的约束。

在疾病治疗的委托代理关系中,委托人是患者,代理人是医生。在此条件下委托代理模型的核心问题是如何判断代理人的实际工作方式(合理治疗 H,不合理治疗 L),以给出代理人的报酬所得。委托人的问题是选择激励合同 $s(\pi)$(即代理人的报酬),使自身收益最优化的同时满足参与约束和激励相容约束,具体可表达为:

$$\max_{s(\pi)} \int v(\pi - s(\pi)) f_H(\pi) \mathrm{d}\pi$$

$$\text{s.t.}(IR) \int u(s(\pi)) f_H(\pi) \mathrm{d}\pi - c_2(H) \geqslant \bar{u}$$

$$(IC) \int u(s(\pi)) f_H(\pi) \mathrm{d}\pi - c_2(H) \geqslant \int u(s(\pi)) f_L(\pi) \mathrm{d}\pi - c_2(L)$$

其中 $f_H(\pi)$ 和 $f_L(\pi)$ 是医生选择合理治疗和不合理治疗时对应的分布密度,π 是患者的收益,$\pi(a,c_1)$ 是一个关于医生行动方案和患者治疗成本的函数,它是 a 的增函数,是 $c_1(a)$ 的减函数,$c_2(a)$ 是医生工作成本。该委托代理模型的相关条件如下:

(1) 患者和医生在疾病治疗过程中各自追求利益最大化;

(2) 患者与医生之间存在信息不对称,且医生具有信息优势,即患者无法直接根据结果判断医生选择哪一种工作方式;

(3) 医生的总成本包括工作成本和机会损失(即因为不合理治疗被发现后必须承担的惩罚 θ);

(4) 患者为风险中性,医生为风险规避。

引入拉格朗日乘数 λ 和 μ 将此最优化问题进一步处理为:

$$-v'f_H(\pi) + \lambda u' f_H(\pi) + \mu u' f_H(\pi) - \mu u' f_L(\pi) = 0 \qquad (9-1)$$

$$(v'(\pi - s(\pi)))/(u'(s(\pi))) = \lambda + \mu(1 - f_L/f_H) \qquad (9-2)$$

当给定患者的 $\pi(a,c_1)$ 结果时,如果 $f_H(\pi) > f_L(\pi)$,则奖励增加医生现有报酬;如果 $f_H(\pi) < f_L(\pi)$,则通过惩罚下调医生的报酬。因此,最优激励合同 $s(\pi)$ 基于统计的判断,即患者根据最后的 $\pi(a,c_1)$ 推测医生的行动方案,进而选择奖励或惩罚。但由于看病往往是一次性的经历,患者难以拥有这样的概率判断经验,从这一角度患者无法有效决策。

但如果将患者看病前与看病后对医生的判断分别表示为 $\gamma = p(H)$ 和 $\tilde{\gamma}(\pi) = p(H/\pi)$,可根据贝叶斯法则,将 $f_H(\pi)$ 和 $f_L(\pi)$ 的关系表示为 $\gamma = p(H)$ 和 $\tilde{\gamma}(\pi) = p(H/\pi)$,如下式:

$$f_L(\pi)/f_H(\pi) = (\gamma - \gamma\tilde{\gamma}(\pi))/(\tilde{\gamma}(\pi)(1-\gamma)) \quad (9-3)$$

将(9-3)式代入到(9-2)式中,患者判断依据转换成先验概率和后验概率,则可得到下式:

$$(v'(\pi - s(\pi)))/(u'(s(\pi))) = \lambda + \mu((\tilde{\gamma}(\pi) - \gamma)/(\tilde{\gamma}(\pi)(1-\gamma))) \quad (9-4)$$

据此可以将判断路径描述如下:

(1) $\tilde{\gamma}(\pi) < \gamma \to \lambda + \mu((\tilde{\gamma}(\pi) - \gamma)/(\tilde{\gamma}(\pi)(1-\gamma))) < \lambda \to$ 惩罚医生

(2) $\tilde{\gamma}(\pi) > \gamma \to \lambda + \mu((\tilde{\gamma}(\pi) - \gamma)/(\tilde{\gamma}(\pi)(1-\gamma))) > \lambda \to$ 奖励医生

结论三:当患者的后验概率小于先验概率,惩罚医生;后验概率大于先验概率,奖励医生。

医生的报酬 $s(\pi)$ 是关于患者收益 π 的函数,一方面,患者通过 $\tilde{\gamma}(\pi)$ 影响 $s(\pi)$,$\tilde{\gamma}(\pi)$ 作为后验概率,主要取决于在医疗过程中患者的实际体验。

另一方面,先验概率 γ 也影响 $s(\pi)$,γ 主要源于患者的历史经验、医生工作能力的社会信息和政府相关政策信息等。

需要注意的是,上述判断路径包含一个隐性条件:医生的报酬应当与患者的收益呈同方向变化,即患者收益高,医生报酬也需高,反之同理。

下面就医生与患者的得益进一步分析。

患者得益 $v=\pi-s(\pi)$，其中 π 是扣除治疗成本的收益，即 $\pi=\omega(a)-c_1(a)$。

$$v=\pi-s(\pi)=\omega(a)-c_1(a)-s(\omega(a)-c_1(a)) \quad (9-5)$$

其中 $\omega(a)$ 是治疗方案给患者带来的总收益。在现实情况下，医生偏向于不合理医疗行为的主要原因是提高患者的治疗费用，不合理医疗行为为患者带来更高的治疗成本，即 $c_1(H)<c_1(L)$。

医生得益 $u=s(\pi)$，不失一般性，令医生得益 u 与 π 呈线性关系，并且根据治疗方案的合理与不合理情况形成一个分段函数，即 $u=\begin{cases}\alpha\pi, a=H \\ \beta\pi, a=L\end{cases}$

若约束医生选择合理治疗，需满足以下三个条件：

$$\begin{cases}\alpha>\dfrac{\omega(L)-c_1(L)}{\omega(H)-c_1(H)}\beta \\ \omega(H)-c_1(H)>0 \\ \omega(L)-c_1(L)>0\end{cases}$$

医生得益的增加幅度应当在合理与不合理情况下形成差异，当医生提供合理医疗服务时，应当给予医生更高的收益浮动。

结论四：α 和 β 是医生报酬的调节系数，应当根据先验概率和后验概率的比较对医生报酬进行合理设置。当医生采取合理医疗行为时，应当上调医生应得报酬；若发现医生采取不合理医疗行为时，则下调报酬比例。

六、多元外部监管体系与配套机制设计

第七章中关于患者(公众)监管现状调查显示，有82%的被调查者关注公立医院改革的相关情况，89.4%的被调查者愿意参与公立医院的监督管理活动，70.2%的被调查者认为患者(公众)参与公立医院监管能够改进医院工作和改善医患关系，与此同时，却有64.7%的被调查者认为患者或公众参与公立医院监督管理活动在实际操作中存在困难，仅有3.8%的被调

查者认为患者或公众参与公立医院监管的途径较多,剩余96.2%的被调查者则表示监管途径不足或不清楚公民拥有哪些监管途径。通过对上述统计数据对比分析可以发现,绝大部分患者(公民)认同并愿意承担公立医院外部监管的作用和价值,但外部监管难以落实的主要原因在于患者(公民)开展公立医院外部监管的渠道并未完全打通,迫切需要建立和完善以患者为载体的公立医院外部监管渠道。

由于公立医院外部监管的微观层面是对医生逐利行为的监管,通过对医生与患者之间的利益关系分析可以发现,难以阻止医生采取逐利行为的根本原因在于医患之间严重的信息不对称。还原到现实社会,医生为患者治疗疾病的本质是一种委托代理关系,通过对这种关系的剖析,设计对于医生最有激励性的合同,以约束医生的行为,从而规避公立医院的逐利性活动。根据此前博弈分析的四个结论,可以设计多元外部监管体系与配套机制,如图9-2所示。

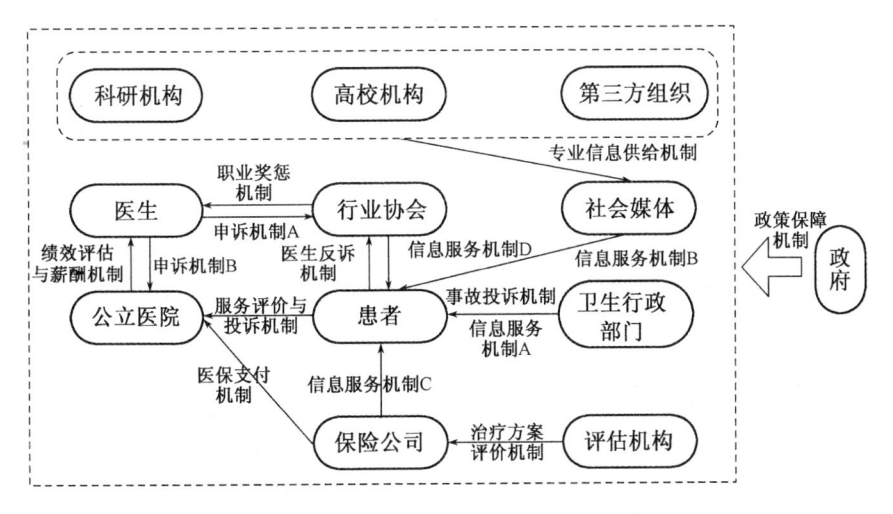

图9-2 公立医院多元外部监管路径及配套机制

在图 9-2 中,将患者就诊和医生诊治的委托代理关系依据博弈分析结论分解为多个主体间的互动活动。图 9-2 清晰显示以医生为执行者的公立医院逐利行为必须依赖多主体的协同合作,形成多元主体的监管网络,为患者提供判断依据来源路径和判断结果反馈路径,并在每条路径上对应设计外部监管的配套保障机制。需要注意的是,政府在国家治理中具有多重职能与角色,针对公立医院外部监管问题的特殊性,将政府与卫生行政部门作为两个主体,"政府"主要承担政策保障的职能,而医疗卫生领域的相关职能由具体的"卫生行政部门"负责。

下面就公立医院外部监管的具体内容与配套机制进行说明。

(一)多元外部监管下的医疗费用监管

根据结论一和结论二,患者决定是否接受医疗方案取决于该方案预期效果与治疗费用是否合理,而治疗方案是否合理受到多重因素影响。受专业门槛的限制,仅仅依靠患者自身或其他监管主体,难以实现有效评价,这需要专业的第三方评估机构负责。保险公司是承担医疗费用支付的主要机构,而医疗方案的合理与否直接影响医疗费用水平,因此,医疗方案的合理性评估可以由保险公司的评估部门或者专业的评估公司承担。具体路径如下:由评估公司(或保险公司的评估部门)依据目前临床路径研究成果,运用"治疗方案评价机制"从效果与费用角度对医疗方案合理性进行评价,将评价结果反馈给保险公司,保险公司基于"医保支付机制",结合评价结果进行费用支付。

(二)多元外部监管下的医疗方案监管

根据结论三,患者先验概率和后验概率是激励合同的关键。为避免患者的主观性,应当由卫生行政部门、保险机构、行业协会和社会媒体向社会公众提供有效的决策支持信息,包括医疗方案评估、医疗服务评估和医生评估的信息依据,共同构成患者的先验概率。由于信息的多样性和复杂性,上述信息由卫生行政部门、社会媒体、保险公司和行业协会通过"信息服务机制"共同供给,通过该机制形成信息提供、信息咨询与验证等服务,并与医生奖惩的有关配套机制形成信息回路,为保障医生激励合同的有效性和可操作性提供支撑,提高外部监管的有效性。其中,为最大限度地降低信息的不完全性,信息服务机制应当充分发动社会力量,这需要由社会媒体主导,运用"专业信息供给机制"吸纳研究机构、高校机构及相关第三方组织的力量,提高社会媒体信息服务的丰富性和准确性。

(三)多元外部监管下的医生职业监管

根据结论四可以看到,医生报酬与患者感知之间应当建立一种相关性,根据患者的综合收益对医生报酬进行调节,以促进医生在设计治疗方案时,将患者收益作为重要目标。这一目的需要卫生行政部门、公立医院、行业协会、医生和患者的共同配合。其一,通过"服务评价与投诉机制"由患者对医生服务进行评价,若存在不可协调的纠纷可向医院投诉。医院需定期(月或季度)将评估期间患者的评价结果纳入医生绩效考评体系,并通过"绩效评估与薪酬机制"影响医生当期薪酬水平。其二,当医生表现优异、贡献突出或严重失职时,患者可同时通过"医生评价与投诉机制"向行业协会进行反馈,行业协会组织调查并根据"职业奖惩机制"对医生进行奖励或惩罚。其三,当医疗纠纷严重程度较高,难以与医院协商解决,可通过"事故投诉机制"向卫生行政部门投诉,并依据国家法律法规予以处理。在职业监管中,公立医院和行业协会作为最主要的两个主体分别从医生薪酬待遇和职业发展两个方面进行监管。

需要注意的是,应当尊重医疗服务的特殊性,尽管患者的评价是重要的反馈信息,但不可避免带有主观性,因此,奖惩医生不应完全依赖于一次治疗结果(患者收益)。患者评价结果应当及时公布给医生个人,若存在评价偏激或失实情况,医生可通过申诉机制 A 或申诉机制 B 向医院或行业协会申诉,最终判断治疗方案是否过度应当充分考虑该疾病的特征以及同种(或同类)疾病在其他临床治疗活动中的情况。

此外，政府的政策保障至关重要，其目的在于对外部监管的配套机制予以支持和保障，即对上述配套机制进行必要的法律化、制度化或政策化，以推动配套机制的实施和多元监管网络运作的实现。

第二节　基于多重博弈的结论与政策启示

由公立医院外部监管的多重博弈分析，公立医院的趋利行为与政府、行业协会等监管机构的监管收益、成本，公立医院的趋利成本以及患者的投诉成本都密切相关。鉴于此，提出下述政策建议。

一、从中央层面，做好公立医院外部监管的全面布局

目前，我国公立医院的监管体系呈现明显的条块分割，医院建设项目规划审批、人事编制调配、领导干部任免、财政经费拨付等重大事项分别由发改委、人事局、组织部、财政局等部门掌握，其业务的主要监管部门则为卫生行政部门。但由于医疗行业的特殊性，进入壁垒较高，发改委等部门表现为监管能力不足；而有专业优势的卫生行政部门，却往往由于缺少足够的权限而处于被动监管状态。因此，我国公立医院监管整体效率较低，难以形成合力，亟需打破部门的各自权益，加强监管的统一部署。

首先，明确医院行业监管与公立医院运行监管的区别，实现"管办分开"。一方面，加强政府对医疗行业的外部控制行为，即行业监管，对所有医疗机构及从业人员准入、医疗服务质量、价格、供给情况等进行管控；另一方面，加强政府对公立医院的内部控制行为，即运行监管，对公立医院的内部运行情况及资产、财务、人事等资源配置等进行管控[167]。其次，成立由卫生计生委牵头、相关职能部门人员共同组成的中央层面的监管组织，统筹协调各自为政的部门利益。再次，建议将卫生行政部门作为公立医院国有资

产出资人职责履行机构,从科学的角度对公立医院进行规范。

二、从法律层面,完善公立医院外部监管体系

法律法规体系是公立医院外部监管的基本和重要保障。目前我国公立医院法律监管处罚力度过小,现行的《医疗机构管理条例》对医疗机构的罚款额度仅为1万元以下[168],与医院趋利经营所获得的利润相比过低,使得医疗机构趋利性增加。此外,法律、规章、制度数量多,涵盖《宪法》第33条、21条、45条以及《民法通则》第98条,《执业医师法》《侵权责任法》《医疗机构管理条例》《医疗机构监督管理行政处罚程序》以及《关于公立医院改革试点的指导意见》[169]等,但缺乏完整的、针对性强的公立医院监管的法律框架。

为了有效地提升公立医院的运行效率,充分保障公民的生命健康权,亟待建立并完善针对公立医院监管的法律法规体系,从公立医院运行、医务人员执业行为、医疗服务质量、多元办医格局[169]等方面规范监管者和公立医院,实现从人治到法治的转型;切实提高公立医院趋利的违法成本,以促进自我监督机制的形成。

三、从利益相关者层面,构建公立医院外部监管的多元模式

公立医院运行的利益相关者众多,因此,其外部监管主体也应该是多元的。只有建立一个公正透明、多方参与的医院外部监管体系,才能实现全方位监管,优化公立医院绩效,保障最广大人民的健康权益。

(一)加强政府监管机构建设,提高积极性与主动性

政府监管机构职能的发挥是整个监管体系有效运转的基础。结合政府监管机构—公立医院的博弈模型分析,建设重点是提高监管收益,降低成本。

引进现代管理理念,建立明晰的奖惩制度、财务制度和信息公开制度是

关键。明确各职能部门的责任、权利、义务,并落实到每个监管人员,在杜绝监管领域中"尤为监管"现象的同时,加大奖惩力度,以此加大监管收益、推行预算管理、降低财务支出、严格控制成本。同时,加强监管信息化平台的建设,建立信息的双向反馈机制。在平台上定期公布各大公立医院的业务状况、服务质量、医德医风、患者满意度等关键信息,以增加透明度。此外,建立畅通的医疗投诉制度,简化投诉路径,奖励真实信息,以此降低监管成本[168]。

(二)调动患者主体意识,激发责任感与使命感

患者是公立医院外部监管的重要力量。结合公立医院—患者的博弈分析,调动患者积极性的重点是降低投诉成本,包括经济、时间、精神、体力成本等。

首先,通过多种宣传、教育形式,激发患者的主体意识,自愿参与到维权的队伍中,保障自身的合法权益。其次,邀请医学、保险学、法学、经济学等专家组成患者委员会,提供专业知识、维权信息和心理支持,以减少医患信息不对称,降低患者成本。同时,在患者委员会中,要建立畅通、便利的沟通、反馈机制,将相关维权信息第一时间反馈给当事人,形成良性的公立医院监管生态圈[170]。

(三)发挥行业协会补充功能,加强自律与维权

我国医疗行业协会主要有中国医院协会、中华医学会、中国护理学会、中国医师协会等。要充分发挥行业协会的监管职能,首先,理清政府和医疗行业协会在监管中的互补关系。行业协会是非政府性、非营利性、受政府监管的医疗行业协会自治组织,但在自身业务范围内应享有独立性。

其次,加强行业协会的公信力建设。在医疗行业协会的人员构成上应以专业权威性的医学专家、医学院校、科研机构、公众代表、媒体、医药企业代表等为主,政府行政人员为辅。医疗行业协会应该定期公开其工作信息,主动接受社会及政府的监督,增强透明度,提升其社会影响力[165]。

要切实解决公立医院外部监管的博弈困境,必须深入分析三大监管主体与公立医院的两两博弈模型,以利于医院外部监管领域的多重博弈能够沿着良性轨道运行,达到一种正合博弈的局面,进而促进公立医院自身的发展,保障整个社会的健康权益。

第十章
基于利益相关者分析的公立医院外部监管策略

公立医院外部监管研究既有理论层面的复杂性,又面临实现层面上决策的不确定性。本章将在前述研究的基础上,进一步分析研究各利益相关者参与公立医院外部监管的策略,提出相应的政策建议。

第一节 完善政府外部监管政策

一、增加政府财政投入,增强政府对公立医院监管的重视度

政府对公立医院的财政投入是政府干预医疗卫生市场、规范公立医疗机构行为的重要手段,是政府参与公立医院监管的物质基础。政府自身要加强对公立医院监管的重视度,加强政府对公立医院的投入,增加政府投入在卫生总费用中的比重,强化政府所有者职能,以增强政府在公立医院监管中的地位和权威度,同时,对公立医院监管费用实行专款专用,解决监管经费不足的问题,从财力上保证政府对公立医院监管的顺利进行。

二、完善政府对公立医院监管的法律法规体系

政府应该进一步制定和完善公立医院监管的有关法律法规体系,包括政府各部门对公立医院的监管责任、职权、目的、原则、基本方针,公立医院及其医务人员的准入、评审评价标准,医疗机构的审批程序,针对医务人员执业行为的规定,公立医院会计准则和有关财务管理办法,以及药品生产流通有关的法规,医疗器械、大型设备使用的规范,医疗服务诊疗规范等,并结合医疗服务市场的发展变化形式对现行相关法律法规和政策性规定做出调整和修改。同时,要注意协调不同法规之间的冲突,增强各法规之间的可协调性。通过相关法律法规体系的完善,使政府各部门对公立医院的监管具有合法性、权威性和约束性,使公立医院监管中的监管者和被监管者的行为都有法可依,都受到法律的约束。在这样的前提下开展公立医院监管活动,才能使监管双方相互认可,接受并遵从监管的效力,完善的法律法规体系为政府加强对公立医院的监管提供了保障,从而增强了政府的监管效力。

三、加强政府对公立医院监管队伍建设

公立医院的复杂性,医疗服务的技术性、专业性对公立医院监管人员提出了更高的要求,应该进一步提高政府中公立医院监管人员的素质,解决机构、编制等问题,进一步优化监管队伍的数量、质量和结构,加强对监管人员综合素质的培训,注重监管能力的培养,使其掌握监管工作的要领和手段,善于发现问题、解决问题,监管人员不仅要有医疗专业领域的知识,也要引进会计、法律、社会学等方面的人才,充实政府监管队伍,以适应当前加强政府对公立医院监管工作的需要。

四、加强政府对公立医院监管的信息化建设

信息工作是加强政府对公立医院监管的基础性工作,及时、全面、准确地做好信息的收集、汇总、分析、使用,对于医疗机构提高医疗质量和工作效

率，对于卫生行政部门正确决策、合理监管，都具有极其重要的意义。首先要加强医疗服务监管信息管理系统建设，建立信息报送网络，全面收集医疗服务相关信息，为医疗服务监管提供信息支持平台；完善信息统计内容，通过信息收集、汇总、分析对医疗服务进行监测与评价，建立医疗服务信息月报和发布制度；规范医院信息化建设，研究制定医疗机构内部信息管理的规定和标准，提高医疗机构信息工作水平；建立医疗风险信息预警体系，建立医疗安全不良事件强制报告系统和轻微医疗差错自愿报告系统，通过对医疗风险相关信息的收集、汇总、分析，发现医疗服务系统中的不合理因素并及时进行预警和修正，减少医疗不良事件的发生率；建立药品和医疗器械不良事件警戒制度，药品监管部门和卫生行政部门建立沟通协调机制，及时发布警戒信息，采取有效措施，尽可能减少其对患者生命安全和身体健康的影响[114]。信息网络技术实时、互动、公开、大容量的特点，使更加广泛、更为细致的监管成为可能，并且增强了信息透明度，有利于缓解信息不对称带来的弊端，加强政府对公立医院监管的效率。

五、完善政府对公立医监管的评审评价体系

医院评审评价工作是政府加强对公立医院监管的有效措施，有利于激励医院建立内部质量控制体系，提高医院医疗服务质量。可以借鉴国际经验，比如美国的JCI（国际医疗卫生机构认证联合委员会），强调管理者、医生、医技和护理人员全员参与，以医疗质量与安全管理为核心的指标体系，并结合中国国情，建立科学有效的、以公益性为核心的评审评价指标，考核指标要有针对性、可操作性、可比性，激励性考核和惩罚性考核相结合，以激励公立医院自觉自愿地加强内部管理，而不是被动地接受，避免医院评审评价和考核工作流于形式以及医院为了应付评审工作而出现仓促应对的迎评现象，建立医院管理长效机制。将医院评价工作与三级医院评审工作结合起来，进一步激励医院改进工作，继续深化医院管理年活动,探索建立医院管理评价制度,周期性考核与不定期重点检查相结合,将考核结果向社会公布,并根据考核结果加强整改工作,避免"重结果轻过程、重迎评轻整改"的现象,同时要加强评审专家培训,提高专家的理论和业务水平,建立精干、廉洁、相对稳定的医院评审专家库。通过这些措施,逐步建立和完善医院评价指标体系,逐步建立医院管理评价制度和医院管理长效机制。

六、科学界定政府监管职责

治理结构是关于政府、公立医院以及公立医院管理者职责、权利和义务的制度化安排,其目的是处理好政府作为所有者与医院之间的关系,使得医院一方面能够更好地发挥管理自主权,同时又能够维护医院所有者利益,既保证国有资产的收益和增值,又满足社会需要和公益性[112]。通过积极探索"管办分开"的有益形式,明确政府、公立医院、公立医院管理者各自的权、责、义;也要明确政府内部各职能部门对于公立医院监管的职责,避免重复管理、多头监管,增强各部门之间的一致性、协调性和联动性,从而提高政府监管效率;同时也要对医院内部的治理结构进行改革和优化,进一步明确公立医院的地位和职责。通过治理结构的完善,理顺公立医院管理体制,明确公立医院所有者、经营者、监督者及其各自的职责,从而形成决策、执行、监督有效制衡的管理局面,以利于监管方监管职责的有效发挥,并通过有效的监管,促进医疗机构健康有序发展,进而实现公立医院的公益性目标。

第二节 培育公众参与监管行为

一、加强公民文化建设,提高公众的公民意识

公众监督有待于公众监督意识的觉醒,这种意识又有赖于良好公民文化的创建,良好的公民文化增强了公众的政治素养、政治责任感和政治技能,有利于营造积极参政、热心公共事务的社会氛围,而这些正是患者或公众参与公立医院外部监管的前提条件、精神支撑和内在动力,是完善公立医院外部监管体系的重要保障。因此,应该加强公民文化建设,进一步增强公众的公民意识。

二、培育患者协会,提高患者(公众)参与监管的组织化

当前我国尚没有专门针对患者群体的社会组织,因此,急需培育患者协会,使其在公众或患者参与公立医院监管中发挥积极作用。有效的公众监督应该满足两个条件:一是同质的公共权力,而不应该是民间的个体自然权力;二是权力的对称性。公众权力与政府公共权力的对称或平衡,是公众能够实现对政府监督的必要条件[119],患者协会的成立恰恰可以满足这两方面的要求。首先,患者协会将分散的、自发的个人力量组织起来,以组织的身份、团体的力量参与公立医院的监管,增强了患方群体的地位和影响力,大大缩小了医患双方力量对比的差距,形成一种可以与政府和医方相平衡的权力,对被监管方形成压力和制约;其次,患者协会通过其专业组织的力量为患者群体提供维权信息、专业知识和心理支持,可大大降低患者或公众参与监管的成本,提高监管效率,增强患方参与监管的动力、勇气和信心;此外,患者协会以组织的优势约束了患者个人的不理性行为,缩小了医患双方的力量悬殊,使得患方更愿意通过积极的、组织间的协商方式解决问

题[171-173]，引导公众以更加理性和专业的方式参与公立医院监管，减少暴力冲突，提高公众监督的质量和效果；最后，患者协会是患者利益的忠实代表，集中体现着患者的权益，使其不再受其他主体的影响，更具有独立性，在处理相关事宜时也更加公正客观。因此，加强患者或公众对公立医院的外部监管，积极培育患者协会刻不容缓。

三、完善患者（公众）参与公立医院外部监管的制度和相关法律

首先应明确规定患者或公众参与公立医院外部监管的权利，给予公立医院监管体系改革政策倾斜，使其在医改中得到加强，以增强其关注度和社会认同感，引起医疗机构等有关部门的重视，提高患者或公众在公立医院监管中的地位；其次，进一步完善医疗投诉制度、信息公开制度，并加强对具体制度的宣传力度和执行力度；此外，由于医疗卫生改革的系统性、复杂性，要加强相关配套制度的完善，协力促进公众监管体系的完善；最后，要完善患者或公众参与公立医院外部监管的相关立法，在法律上确认其监管地位，以增强公众监管的法律效力。

四、积极拓宽患者（公众）参与公立医院外部监管渠道

积极探索简便有效、公众喜闻乐见的监管渠道，保证监管途径的多样性、可行性和公众可接受性。在调查中发现，影响公众参与监管的主要因素是该监管方式是否简便、省时省力，且时间上是否具有灵活性，公众监管方式的探索应以此为准则。当前有些地方开展以卫生行风监督员的方式监督医疗机构的医疗服务行为，以患者座谈会、患者满意度第三方调查的形式鼓励患者提出意见、对医疗服务行为进行评价和监督，在一定程度上约束和激励了公立医院，可敦促其改进工作，更好地为患者服务，这些都是加强公众监督的有益尝试。此外，媒体的舆论监督也是公众监督的一种有效形式，但应该注意媒体在参与公立医院外部监管中的客观性、公正性、真实性。

五、进一步完善信息公开和医疗投诉制度

信息公开可减少公众和医院之间的信息不对称状态,保障患者的知情权,最大程度地挖掘公众监督能力;而完善的医疗投诉制度又是公众参与公立医院监管的有效形式,可对公立医院的医疗服务和运行形成无形的约束力。因此,扩大公众参与公立医院监管必须要进一步完善信息公开和医疗投诉制度。首先要提高信息公开和医疗投诉的立法层面,通过法律的形式明确信息公开和医疗投诉的法律有效性;其次,要完善制度内容,对于信息公开,要逐步扩大信息公开的内容,从医院基本情况,医院医务人员的资质、技术水平,医疗服务价格、患者的医疗费用到医院的经济运行、财务状况和审计报告等,全面地接受社会监督,并优化信息公开的形式,通过电子触摸屏、显示屏等简便的方式使群众获取到有用的信息。对于医疗投诉制度,要明确规定医疗投诉的方式方法并加强宣传,使患者和公众有所认知并重视投诉反馈,对于患者或公众反映的问题及时解决及时处理,使患者的合理要求能够得到满足,合法权益能够得到保障,并将投诉结果告知患者,使该项制度发挥其应有的作用。

六、加强医患沟通,建立和谐医患关系

加强患者或公众对公立医院的外部监管,其目的是通过外部监管体系的完善来约束和规范公立医院的医疗服务行为,构建和谐的医患关系,促进医疗卫生事业的发展;而公立医院外部监管体系的完善又有赖于和谐的医患关系、良好的医疗环境,二者相辅相成、相互促进、互为一体。因此,应该加强医患之间的沟通,加强彼此的理解和信任,使其认识到医患双方利益与共的关系,以和谐的医患关系保证监管的完善,以监管体系的完善改善医患关系。

第三节 规范行业协会参与监管

医疗行业协会作为独立于政府和公众的第三方,具有弥补医疗领域市场机制失灵和政府规制失效的作用,协会通过自身角色的有效性和科学性,可望形成独立于政府、公众的第三方监管平台,通过整合各方力量,创新管理机制,吸收现代信息科学发展成果,可以更加有效地提升医疗行业协会对公立医院的监管效能。

一、法律层面:建立和完善有关医疗行业协会的法律体系

通过法律法规体系的完善来明确医疗行业协会的性质、地位、与政府的分工、职责、内部组织管理结构和制度等,通过法律的形式来保障医疗行业协会在具体职能行使中的权力,对于公立医院的监管,主要是奖励权和惩罚权,同时权力的形式、方式、程序也应该有具体而详细的规定,使医疗行业协会的权力具有法律权威性,从法律的层面增强其在会员以及公众心中的地位,从而获得会员以及公众的认可,以利于其对公立医院监管权力的行使。

二、政府层面:完善政府与医疗行业协会协同共治的顶层设计

协同,是当代社会经济建设和社会管理创新的趋势与潮流。要从社会治理的整体观出发,研究政府与医疗行业协会协同共治的顶层设计,推进我国医疗行业协会立法进程,加快完善和制定医疗行业协会参与公立医院监管的一系列配套政策体系和保障机制,建立起"政(政府)协(协会)分开,权责明确,依法自治"的公立医院的监管体制。建议在法律的框架内,在人大、政协组织中增设医疗行业协会代表名额,在立法和修订法律的各个环节要给予医疗行业协会参与的权利,使医疗行业协会参与公立医院监管法治化建设的进程。

政府要加大对医疗行业协会的授权力度和广度。紧紧围绕市场在资源配置中的决定性作用,更好地发挥政府的指导作用,在制度设计上,充分信任医疗行业协会对公立医院的监管能力,深入推进政府与医疗行业协会监管的协同共治机制,重点解决医疗市场体系不完善、政府干预过多和监管不到位的问题,坚持放管并重,实行宽进严管,激发公立医院主体活力,促进完成更大范围的"大卫生监管"体系建设。

三、社会管理层面:理顺医疗行业协会和政府的关系,增强其独立性

在现有的体制下,政府与行业协会的关系应该是政府加强对医疗行业协会的监管,但是具体的执行权力应该交给行业协会,使医疗行业协会在政府的监管下灵活独立地承担自己业务范围内的职责,开展相关活动,充分发挥医疗行业协会对公立医院的监管职能。应该明确政府与医疗行业协会之间的行政隶属关系、经济关系、权限职责,在医疗行业协会的组织管理上,应增加有一定专业权威性的医学专家的比重,降低政府行政人员在医疗行业协会管理层的比例,将政府与医疗行业协会的行政隶属关系,转变为在政府监管下的相对独立的关系,使医疗行业协会真正成为非政府性、非营利性医疗行业协会自治组织,从而增强医疗行业协会在会员心中的号召力、权威性。

此外,政府应该将本应由医疗行业协会承担的业务充分授权下去,并通过法律规章的形式予以权力的保障,比如执业医师的转入、审批、管理、考核,医师定期考核、职称考试,医疗技术事故技术鉴定,继续医学教育、培训,临床诊疗指南、技术操作规范标准的制定,医疗机构评审评价等工作,使医疗行业协会真正发挥其应有的作用,增强其权威性和公信力。

四、自身能力建设层面：加强医疗行业协会治理机制建设

医疗行业协会应拓宽和加深在中观层面上对于公立医院的管理，通过开展医疗卫生行业调查、行业技术标准制定、价格协调、申诉服务、行业自律等活动，提高医疗行业协会对于公立医院实施有效监管的参与度。医疗卫生行业协会、公立医院、政府三者之间职能要独立清晰、相互依存、互相支持、互相监督，共同促进良好医疗卫生服务秩序的形成。要依法科学厘定政府职能部门与行业协会在公立医院监管中的角色定位和职能职责，按照"职权责"相一致的原则，进一步细化和厘清政府"该管的"和"不该管的"事务，政府职能部门要把不该管、管不了也管不好的事情大胆地剥离出去，把对公立医院的部分监管权力适当委托给医疗行业协会，监督医疗行业协会制定并执行各种行业守则，促进业界提供高水平医疗卫生服务。同时，要发挥医疗行业协会的专业优势，主动介入处理消费者对医疗卫生服务质量的查询与投诉，对违反行规的会员予以处分。探索医疗行业协会向会员收取一定比例的费用，作为行业的"损害赔偿储备基金"，对受到医疗卫生服务质量侵害的消费者依法补偿。

医疗行业协会只有真正成为医疗领域权威的象征和领军者、医疗机构及其医务人员利益的忠实代表者，增强其号召力、影响力、认可度，才能有效发挥对公立医院的监管职能，所以加强医疗行业协会自身建设显得尤为重要。

首先，应该加强医疗行业协会内部的文化建设。通过制定详细而全面的会员章程、工作制度来保障医疗行业协会对公立医院监管的公平公正，打造依法守规、秉公办事、支持创新、团结互助、维护公益性的文化氛围，树立医疗行业协会的良好形象，增强行业协会的公信力。

其次，保障医疗行业性协会充裕的资金。充足的协会经费是保障其良性有序发展的物质前提。通过加强自身建设，增强医疗行业协会在医疗机构及其从业人员心目中的地位，从而吸引更多的会员加入，在保证会费标准合理的情况下,增加医疗行业协会总体会费的收入,此外,增加政府对行业协会的拨款,但是更为重要的是医疗行业协会要通过自身的有效领导和不断完善,设法获得企业或个人的资助,并通过开展相关培训、咨询活动获取合理收入,以扩充行业协会的经费来源。

再次,要完善医疗行业协会自身组织治理机制建设。加强内部民主建设,充分发挥会员代表大会的作用,在理事会、监事会、会长的选举中发扬民主,同时应该吸收各界代表参与到医疗行业协会的治理管理和领导中来,比如增加有一定专业权威性的医学专家、医学院校、科研机构、公众代表、媒体、医药企业代表等在医疗行业协会理事会、监事会中的比重,适当减少政府行政人员在医疗行业协会领导层中的比重,通过各方利益的表达来增强医疗行业协会自身治理的有效性,避免医疗行业协会被政府或个别医药企业俘获,成为其获取政治和经济利益的工具。同时,医疗行业协会还要将工作信息定期公开,接受政府和社会的监督,增强其工作透明度,从而提高行业协会的权威性和公信力。

最后,由于医疗行业的专业性、技术性,医疗行业协会内部工作人员应该拥有合格的医疗专业素养。除此之外,医疗行业协会内部还应该有法律、社会学、财务等领域的专业人才,以满足医疗行业协会的各项工作,此外,要改善当前医疗行业协会内部工作人员年龄偏大的现状,吸收年轻人才,充实人才队伍,增强行业协会内部的活力。在人员招聘时应注意对应聘者全面而充分的考核,并且要定期对协会内部人员进行培训以增强其业务能力,更好地适应协会内部的工作。

五、现代科技手段应用层面:积极挖掘和利用大数据监管优势

随着互联网、云计算、物联网等信息技术的迅猛发展,大量数据的收集、储存、分析、处理及其应用变得更加方便,医疗行业协会的决策行为要求逐渐改变以前基于经验和直觉而做出的状况,而是基于数据和分析而做出,将使得对公立医院的监管变得更加高效、快捷。

（一）借助大数据

借助大数据，逐步实现政府、社会、医疗行业协会等多主体的立体化、多层次、全方位的电子政务公共服务体系，推进信息公开，促进网上办事实时受理、部门协同办理、反馈网上统一查询等服务功能，将传统依靠人力的地毯式公立医院监管行为的管理模式，转变为建立在数据分析基础上，实现精准的科学化监管，减少执法资源的无效投入和浪费，全面提高监管效能。

（二）建设大数据

通过大数据建设，将政务部门的数据进行汇总、清洗、比对分析后，形成信息资源，并建设一个大数据公开平台，统一对社会开放政务数据，提高整个社会对信息资源的开发利用效率。要打通信息横向和纵向的共享渠道，推进跨地区、跨部门信息资源共享和业务协同；通过虚拟的网上服务窗口，提供一站式、跨地域、全天候、全透明的各类公立医院监督事项。

（三）研究大数据

要做到系统谋划和重点突破相结合，大力开展大数据监管专项研究和实践，建立科学的数据分析模型，通过对医疗行业协会各种相关数据的综合比对、分析、监测，建立我国医疗行业协会参与公立医院外部监管的长效机制，最终逐步提升医疗行业协会参与公立医院外部监管的效能。

第四节 厘清保险机构协同监管

一、加快医疗保险机构监管的有关立法

加快医疗保险机构对医疗机构监管的立法进程，提高医疗保险监管有关规章制度的法律层次，赋予医疗保险机构监管的法律权力，通过法律的形式明确监管双方的权利和责任，并对违规行为及违规处罚力度加以明确规

定,根据其违法情节的轻重及当事人的表现,给予不同程度的处罚,通过法律的形式赋予医保监管机构执行监管的权力以及对违规行为的处罚权,从而增强医疗保险机构对医疗机构监管的法律效力和权威性。

二、加强医疗保险机构监管人才队伍建设

为了适应医疗保险监管工作的专业性和复杂性,要加强医疗保险监管人才队伍的建设,对新招聘的医保机构工作人员进行全面的考核,充实监管队伍,使医保机构拥有懂医学、保险学、经济学、财务,精通计算机技术方面的各种人才,并对现有的工作人员定期进行培训和考核,以增强医保机构工作人员的医保监管能力,并加强职业素质的培训,形成一支责任心强、业务精良的医疗机构监管队伍。

三、加强医保机构监管信息系统建设

信息化时代,完善的信息系统能够增强医疗保险监管的效率,降低监管成本,对于医疗保险监管工作来说必不可少,应该增加投入,完善医疗保险监管的信息系统建设。通过信息系统的完善,加强医疗保险机构与定点医疗机构之间及时有效的沟通,信息系统应该有完善的患者信息、患者门诊诊疗、住院信息,包括诊疗发生的费用、住院日清单、住院天数、使用的药品信息等,并可在网上查阅医生对患者的病程记录、诊疗方案、医嘱等信息,实现医疗保险信息与医疗机构信息的互联互通,通过这些信息对患者就医以及医疗机构提供服务的行为进行全程、及时、动态的监测,并对信息系统的数据进行基于计算机的统计分析,及时发现医疗服务过程中的可疑违规行为,做到早发现早解决,并建立基于信息网络系统预警制度,对有关指标进行监控,对各项指标增长较快、问题较多的定点医疗机构发出"预警告知书",促使定点医疗机构发现问题、查找原因、及时规范整改[173]。

四、完善服务协议内容,明确协议管理重点

通过服务协议的方式明确医疗保险机构与定点医疗机构之间的权利与义务,使双方行为具有法律约束力。服务协议除了要有基本的服务人群、服务范围、服务内容、服务质量、医疗费用结算办法、医疗费用支付标准以及医疗费用审核与控制等基本规定外,更重要的是要完善对于定点医院机构的违规处理方式,明确违约责任,违规处理方式要细化,包括具体违规行为的规定、处罚方式,并赋予医疗保险机构处罚的权力,同时要明确和细化审核检查和费用控制的指标以及考核办法,并将考核与费用结算挂钩。协议中应该规定医疗机构信用等级制度,并依据考核情况,对考核结果优、参保人员满意率高的定点医疗机构,医保机构可监管审核程序,并向社会公布;对考核中发现问题较多、参保人员满意率低的医疗机构,要严格审核,加强监管;对问题严重、考核结果较差、参保人满意率很低的医疗机构,医保机构终止协议,必要时取消其定点资格,以完善医保的准入退出机制。

五、完善支付方式

支付方式是医疗保险机构加强对医疗机构监管重要方式之一,完善的支付方式对于医疗服务行为以及医疗费用的控制都起到重要的作用。不同的支付方式有着各自的优缺点,再加之疾病的不确定性和复杂性,根据我国目前的情况宜采取混合的支付方式:设置总量控制指标,以项目付费为基础,病种付费和床日付费相结合。对于部分病情轻、诊断清楚、费用离散度小、发生例数多、占总费用比例较高的外科病种,如单纯性阑尾切除、完全正常分娩、良性肿瘤切除等,以项目付费为基础计算平均费用,并考虑物价、通货膨胀等因素,确定病种定额标准,按病种付费;而对于有病种质量管理基础的住院以及根据卫生和计划生育委员会的要求开展临床路径管理的病种,宜按病种付费的方式进行支付;对于床日费用变动较小、难以通过延长住院天数来增加费用的疾病可按床日费用付费;对于病程长、费用高、诊疗

方案单一的慢性病,宜按人头实行总额预付制管理。通过对医疗服务供需双方结算方式的科学组合,形成多层次、全方位的复合结算体系,能够有效防范医保基金的风险,有效规范医务人员的医疗服务行为,控制不合理的医疗费用的发生[167-176]。

六、完善补偿机制

加强医疗保险机构对公立医院的监管,除了要完善医保相关政策以外,医改相关的配套措施也应该予以完善,比如公立医院的补偿政策。目前我国医疗服务的价格补偿是由药品收入、医疗服务收入和政府财政投入三个部分构成。但是当前政府对公立医院的投入严重不足,大部分的开销都要医院自筹,而由于医疗服务价格的制定严重扭曲,收费标准难以体现劳务价值,在以药养医的政策的诱导下,激发和迫使医院及医务人员通过大处方、大检查来获取经济利益,由此也诱发了不合理使用医疗基金的现象。因此,需要对补偿机制进行改革,增加政府对公立医院的投入,取消以药养医的制度,改革现行的医疗服务定价,使医疗服务的价格能够体现医生的劳务价值,使医生获得应有的尊严,通过制度的保障,使医务人员获得合情合理合法的收入,使其不必再为了经济利益而采取不合理的医疗行为,通过补偿方式的改革,为医疗费用的控制及医疗服务行为的规制提供保障。

七、组建医疗保险监管专家库

针对医疗保险机构工作人员有关知识欠缺、能力不足的问题,可组建医疗保险专家库,专家组由医学领域的专家组成,专家组可为经办机构监管中提出的不合理用药、不合理检查、不合理收费等问题提供相关咨询服务,为医疗监管中有争议的诊疗行为提供仲裁,为医疗监管中存在的问题、医疗技术业务问题提出合理建议,按照诊疗常规制定相关的临床路径,通过这些方式为医疗保险的监管提供医疗专业技术的支持,增强医疗保险机构对医疗机构监管的科学性、有效性、权威性[140]。

八、创新医疗保险监管模式,建立全方位的监管制度

首先,可以建立定点医疗机构医保医师协议管理制度。由医保机构与医师签订医保协议,并采取考核激励、违规退出等一系列管理措施,医疗机构直接参与对医师的管理,从预防和控制医保发生违规的源头入手,减少管理层次,提高监管效率,并且提高了医师的自律意识,解决了医师个人违规医院受罚的问题,可有效对医生的个人行为产生约束力。

其次,引入第三方监督机制。引入第三方医疗费用审核机构,可以弥补医保部门监管力量不足,也可以使审核更加公正。例如,日本实行的"第三方审核制度",医疗机构定期把医疗结算清单交送医保部门,医保部门委托医疗费用支付基金会和国民健康保险团体联合会(第三方机构)进行审查。如果发现医院开大处方等违规行为,立即取消该医院为被保险人提供医疗服务的资格[176]。

最后,适当引入社会监督机制。通过聘请义务监督员、设立投诉举报奖励的方式,鼓励民众监督医疗保险基金的使用,充分发挥群众、媒体的监督作用,对公立医院的医疗服务行为产生约束力。

参考文献

[1] 健康报. http://www.jkb.com.cn/document.jsp?docid=336773.

[2] 葛延风,贡森. 中国医改. 北京:中国发展出版社,2007:152-153.

[3] 孙杨. 我国公立医院运行监管体系研究[博士学位论文]. 武汉:华中科技大学,2011.

[4] 马晓静. 公立医院改革与管理研究现状及其展望——基于万县计量学的视角. 中国医院管理,2011,31(2):4-7.

[5] 郭蕊,韩优莉,吴欣. 公立医院法人治理结构改革的难点与挑战——基于利益相关者理论视角下的探讨. 中国医院管理,2012,32(12):1-3.

[6] 植草益. 微观规制经济学. 朱绍文,胡欣欣,译. 北京:中国发展出版社,1992.

[7] 丹尼尔 F. 史普博. 管制与市场. 余晖,等,译. 上海:格致出版社,2008.

[8] 曾国安. 管制、政府管制与经济管制. 经济评论,2004(1):93-94.

[9] 马英娟. 监管的语义辨析. 法学杂志,2005(5):111-114.

[10] 周汉华. 政府监管与行政法. 北京:北京大学出版社,2007:20-35.

[11] 王长青. 论公立医院外部监管机制的构建. 中国医院管理,2010,30(9):1-3.

[12] 任海云. 利益相关者理论研究现状综述. 商业研究,2007(2):30-32.

[13] 陈宏.国内外利益相关者理论研究进展.经济研究导刊,2011(14):5-6.

[14] 贾生华,陈宏辉.利益相关者的界定方法述评.外国经济与管理,2002,25(4):13-18.

[15] 杨秀琼.利益相关者的分类研究综述.阜阳师范学院报(社会科学版),2009(4):58-61.

[16] 黄锐,陈迎春,冯占春,等.我国公立医院利益相关者研究.中华医院管理杂志,2011,27(8):581-584.

[17] 吴昊,张宗益,张宏雁,等.公立医院治理体系中利益相关者的界定及其行为模式分析.中华医院管理杂志,2010,26(7):486-488.

[18] 胡坤,孟庆跃,胡少霞.利益相关者理论及在卫生领域中的应用.医学与哲学(人文社会医学版),2007,28(2):17-20.

[19] 王永莲,杨善发,黄正林.利益相关者分析方法在卫生政策改革中的应用.医学与哲学(人文社会医学版),2006,27(4):23-25.

[20] Marc J. Roberts, William Hsiao, Peter Berman, Michael R. Reich. Getting Health Reform Right:A Guide to Improving Performance and Equity.任明辉,译.北京:北京大学医学出版社,2010:82-84.

[21] 娄成武,谭羚雁.西方公共治理理论研究综述.甘肃理论学刊,2012(2):114-119.

[22] 魏涛.公共治理理论研究综述.理论综述,2006(7,8):56-61.

[23] 刘雪飞.浅析治理理论对我国公共管理改革的启示.科技信息,2009(3):482-519.

[24] 王丙毅.政府医疗管制模式重构研究.北京:人民出版社,2008:44-45.

[25] 陈富良.政府规制中的公共利益理论与部门利益理论.北京财贸管理干部学院学报,2000,16(3):48-49.

[26] 于立,肖兴志.规制理论发展综述.财经问题研究,2001(1):17-24.

[27] 杨金侠.激励相容理论在公立医院监管中的应用.中国农村卫生事业管理,2009,29(7):499-501.

[28] 邹婧睿.我国公立医院多元监管模式及其实现策略研究[博士学位论文].武汉:华中科技大学,2012.

[29] 吴亚楠.传统媒体与自媒体的博弈研究——以突发公共事件报道为例[硕士学位论文].哈尔滨:黑龙江大学,2012.

[30] 《中国大百科全书》总编委会.中国大百科全书.北京:中国大百科全书出版社,2009.

[31] 张维帅,尹梅.关于医院伦理委员会监管研究的文献分析.医学与哲学(A),2013,2:23-25.

[32] 安艳芳.基于文献计量分析的医疗质量监管理论研究.中国医药导报,2012,24:164-165,168.

[33] 中国医院管理编辑部.《中国医院管理》期刊简介[EB/OL].http://www.zgyygl.com/Default.aspx.

[34] 中国医院杂志编辑部.《中国医院》期刊简介[EB/OL].http://www.chaj.com.cn/zazhigaikuang/2010-03-23/101.html.

[35] 李永安,高玉堂.转变职能加强监管实施医院评价工作.中国医院,2002(5):16-18.

[36] 中国卫生经济杂志编辑部.《中国卫生经济》期刊简介[EB/OL].http://www.cn-he.cn/Corp/10.aspx.

[37] 韦潇,代涛,陈瑶,谢宇,等.公立医院监管机制改革的国际经验与启示.中国医院,2011(7):20-23.

[38] 龚芳,王长青.基于公众视角的公立医院外部监管现状分析.中国医院管理,2013,12:7-9.

[39] 陈云,王伟琴.公立医院财务监管方法研究.中国卫生经济,2012(1):

82-84.

[40] 丁淑娟. 新医改框架下的医疗服务质量监管体系研究. 卫生软科学, 2010(1):4-7.

[41] 梁铭会,尹畅,董四平. 我国医疗质量监管体系制度变迁分析及思考. 中国卫生质量管理,2011(6):13-17.

[42] 刘淑杰,关晓明,刘丹. 构建公立医院有效监管体系策略探讨. 中国医院管理,2010,30(9):3-5.

[43] 洪学智,赵西卜,吴欣,等. 治理视角下公立医院审计需求与服务模式完善路径. 中国卫生经济,2014,33(12):106-108.

[44] 魏明超. 实践唯物论——马克思主义理论整体性的逻辑起点. 郑州大学学报(哲学社会科学版),2013,46(1):14-18.

[45] 姜士伟. 公共管理研究的逻辑起点:公共事务. 理论探讨,2007(5):149-152.

[46] 刘一民,房蕊. 体育学的逻辑起点及其学科体系重建:体育行为观视角. 天津体育学院学报,2012,27(5):404-407.

[47] 马克思,恩格斯. 马克思恩格斯选集:第46卷上册. 北京:人民出版社,1972:129.

[48] 罗雄飞. 论《资本论》的逻辑起点. 政治经济学评论,2014(1):180-213.

[49] 黑格尔. 逻辑学:上卷. 北京:商务印书馆,1996:54.

[50] 邢方敏. 试论管理学的逻辑起点. 理论学刊,2005(1):109-111.

[51] 刘世定,张惠强. 组织研究中的博弈论方法. 吉林大学社会科学学报,2013(6):45-56.

[52] 赵蜀蓉,陈绍刚,王少卓. 委托代理理论及其在行政管理中的应用研究述评. 中国行政管理,2014(12):119-122.

[53] 孔晓春,刘红霞. 基于利益相关者理论的品牌价值影响因素研究. 科技

管理研究,2014(17):123-126.

[54] 李彬,姜继玉,毕于建.政府在农村公共产品供给中行为缺失与制度安排.生产力研究,2007,22(16):19-21.

[55] 刘建,高琳.我国公立医院监管模式研究.中国卫生经济,2009,28(8):9-12.

[56] 张曙光.打破国有部门垄断,建立政府经济管制//樊纲,刘鹤,林毅夫,等.中国经济50人看三十年:回顾与分析.北京:中国经济出版社,2008:20-39.

[57] Salkever D S. Regulation of prices and investment in hospitals in the United States//Anthony J C, Joseph P N. Handbook of Health Economics. North-Holland: Elsevier, 2000: 1 489-1 535.

[58] Lecluyse A, van de Voorde C, de Graeve D et al. Hospital supplements in Belgium: Price variation and regulation. Health Policy, 2009, 92(2-3): 276-287.

[59] Baker G R, Cockerill R, Charles C et al. Regulation and hospital strategic planning in Canada. Healthcare Management Forum, 1990, 3(1): 13-18.

[60] Leone A J, Van Horn R L, Wedig G J. Abnormal returns and the regulation of nonprofit hospital sales and conversions. Journal of Health Economics, 2005, 24(1): 113-135.

[61] Mougeot M, Naegelen F. Hospital price regulation and expenditure cap policy. Journal of Health Economics, 2005, 24(1): 55-72.

[62] 左希洋.发展私立医院与加强监管的政策博弈模型.医学与社会,2009(1):39-40.

[63] 张宗久,方鹏骞,周尚成.完善我国公立医院监管:模式、方法和效率.医学与社会,2010(1):1-3.

[64] 连祥卿. 公立医院改革不能照抄国企模式. 医学与社会, 2010(2): 68.

[65] Niskanen W. Bureaucracy and Representative Government. Chicago: Aldine Press, 1971.

[66] Olson M. The Logic of Collective Action. Cambridge: Harvard University Press, 1965.

[67] 徐晓慧, 王云霞. 规制经济学. 北京: 知识产权出版社, 2009.

[68] 邓国胜, 等. 事业单位治理结构与绩效评估. 北京: 北京大学出版社, 2008.

[69] 胡善联, 龚向光. 香港特别行政区医院体制改革. 卫生经济研究, 2002, 1: 18-20.

[70] Perri 6. Diana Leat, Kimberly Seltzer & Gerry Stoker. Towards holistic governance: The new reform Agenda. London: Palgrave Press, 2002: 33.

[71] 卞婷, 熊季霞. 不同模式公立医院法人治理结构的比较分析. 中国医药导报, 2015, 12(6): 115-119.

[72] 余正, 张健, 杨婵婵. 公立医院管办分离改革理事会模式与董事会模式对比分析. 中国医药科学, 2014, 4(1): 161-164, 167.

[73] 李卫平, 黄二丹. 公立医院法人化治理改革实践——浙江东阳市人民医院的法人治理结构. 卫生经济研究, 2010(8): 5-8.

[74] 应争先. 公立医院法人治理结构改革 20 年实践. 中国医院院长, 2013(2): 23-27.

[75] 孙莹. 基于委托代理理论的苏州市公立医院管办分离模式分析. 医学与社会, 2013, 26(8): 15-18.

[76] 朱夫, 万祥波. 法人治理结构下的公立医院改革探索与实践. 中华医院管理杂志, 2010, 26(10): 733-735.

[77] 熊季霞, 陆荣强, 徐爱军. 新医改背景下公立医院集团模式的治理与评

价. 南京中医药大学学报,2013,14(3):177-180.

[78] 方芳. 朝阳医院友谊医院率先成立理事会. 北京日报,2012-08-23(5).

[79] 刘宏鹏,陶峻. 非营利医院治理体系的构建与完善. 中国医院管理,2006,26(2):5-10.

[80] 李维安. 非营利组织管理学. 北京:高等教育出版社,2005:85-86.

[81] 陈伟,徐兰飞. 英国的医疗服务体系. 卫生经济研究,2006(1):22-24.

[82] 高芳英. 美国医疗保健服务体系的形成、发展与改革. 史学集刊,2010(6):33-35.

[83] 王惠. 医疗服务监管模式的分析及其对我国的启示. 警官高等专科学校学报,2009(3):43-45.

[84] 苏苗罕,宋华琳. 新加坡医疗服务监管研究. 中国卫生政策研究,2008,1(2):52-54.

[85] 陈英耀. 美国医院的结构特征与不同医院的绩效比较. 中国医院管理,2005(1).

[86] 王晓明,姚用浮. 英国的公立医院管理制度改革启示. 医院领导决策参考,2005(8).

[87] 潘习龙,赵茜倩,张颖. 试论新形势下的医院管理体制改革. 中国医院管理,2008,27(1):2-4.

[88] 陈文临,储振华. 日本政府对医院管理的职能. 卫生经济研究,1999(9).

[89] 马晓静,鲁丽静. 医疗机构医保相关违规行为监管的国际经验与启示. 中国医院管理,2013,33(7):39-42.

[90] 葛延峰. 公立医院监管体制和技术研究. 北京:国务院发展研究中心,2011.

[91] 李月军. 社会规制:理论范式与中国经验. 北京:中国社会科学出版社,2009.

[92] 周屹博.中国医疗保险制度实施中的违规行为研究.长春:吉林大学,2010.

[93] 周宇.加拿大医疗保险支付制度的特点和改革实践.中国卫生资源,2005,8(4):185-187.

[94] 林源,李连友.美国医疗保险反欺诈实践及对我国的启示.中央财经大学学报,2012(1):70-75.

[95] 周策.新加坡医疗保健服务的经验与启示.发展研究,2010(3):86-87.

[96] 贾西津,王名.构建我国"非营利性"医院的组织框架.中国行政管理,2002(1):35-36.

[97] 吴奇飞,乐虹.浅论非营利性医院的治理与监管——以民办医院虚假非营利问题为例.中国医院管理,2010,30(2):3-4.

[98] 陈珉惺,张引,王海银,等.基于边界分析的民营医院发展问题的探析和启示.中国医院管理,2014,34(5):11-13.

[99] 齐璐璐,刘嫣,朱骞,等.社会资本举办非营利性医疗机构制约因素研究.中国医院管理,2014,34(4):24-26.

[100] 柏高原,王琳,陈蕾伊,等.美国非营利性医院税收法律制度研究.中国卫生事业管理,2011,28(11):841-842.

[101] 陈颖,高广颖,王禄生.民营非营利医院现状调查、问题及对策分析——基于京津民营非营利医院典型调查.中国医院管理,2009,29(11):39-31.

[102] 冯文.美国医院发展史.国外医学,2000(3).

[103] 李小言.美国非营利医院董事会职责概述.中国医院院长,2008(9):52-54.

[104] 谭如意.我国基本医疗保险经办机构一体化探讨.安徽卫生职业技术学院学报,2012(3):1-2.

[105] 顾涛,刘莉,程建鹏.美国非营利性医院相关问题分析及对我国的启

示.中国医院管理,2005(11):62-64.

[106] 冯仇美,蔡菊,胡守惠,张春丽,陈绍毅,张淼洪,金玲,骆水娣,洪禹思.美国医院的财务管理.卫生经济研究,2001(4):40-41.

[107] 李长春.论中国慈善组织的监管.暨南学报(哲学社会科学版),2013(6):58-63.

[108] 郭国庆,李先国.国外非营利机构筹资模式及启示.经济理论与经济管理,2001(12):22-27.

[109] 江若玫,靳云汇.企业利益相关者理论与应用研究.北京:北京大学出版社,2009:32-33.

[110] 冯占春,熊占路.公立医院治理结构变革引入利益相关者理论的必要性分析.中国医院管理,2007,27(3):11-12.

[111] 李玲.江宇中国公立医院改革——问题、对策和出路.北京:社会科学文献出版社,2012:66-67.

[112] 李霞.基于政府监管有效性相关理论对医疗机构医疗质量监管的模式探讨//2011清华医疗管理国际学术会议论文集.北京:清华大学经济管理学院、清华大学医学院,2011.

[113] 王羽,冯皓.试论建立我国医疗机构评审制度.中国医院管理,1997,17(7):5-9.

[114] 马晓伟.全面加强医疗服务监管积极推进公立医院改革.全国医疗服务监管工作会议,北京,2009.

[115] 郑英,林士惠,马琳.我国医疗机构"管办分开"不同探索实践的比较分析.中国卫生政策研究,2010,13(11):36-40.

[116] 刘继同.公立医院管办分离的性质、含义、形式与基本类型.中国医院管理,2008,28(4):14-16.

[117] 刘继同.公立医院管理体制改革目标与管办分离目的及本质.中国医院管理,2008,28(3):8-10.

[118] 丹尼尔 F·史普博.管制与市场.上海:上海人民出版社,1999:45.

[119] 陈志兴.美国医院和医院管理教育发展史.中国医院管理,1986(6):56-57.

[120] 李卫平,黄二丹.以"管办分开"理顺公立医院治理结构——上海申康医院发展中心公立医院治理改革剖析.卫生经济研究,2010(7):5-7.

[121] 黄二丹,李卫平."管办合一"的体制困境——潍坊市公立医院治理改革分析.卫生经济研究,2010(7):12-15.

[122] 林枫,徐志文,吴宝林."管办分开"下公立医院监管透视.中国卫生事业管理,2012(2):98-100.

[123] 薛秋界,陈曼丽,姚岚.对我国公立医院监管体制改革的思考.中国卫生经济,2011,30(3):14-16.

[124] 王霞,郑雪倩,李敬伟.公立医院法人治理机构现状综述.中国医院,2007(5):2-4.

[125] 李璐,方鹏骞.基于政府行为视角的公立医院政府监管困境解析.中国医院管理,2011,31(8):1-4.

[126] 李卫平,周海沙,刘能,阮云洲,李亚青,侯振刚.我国公立医院治理结构研究总报告.中国医院管理,2005,25(8):5-8.

[127] 方鹏骞,李文敏.对我国公立医院法人治理结构的再思考.中华医院管理,2011,27(12):881-885.

[128] 邹婧睿,张文斌.我国公立医院政府监管职能分析.医学与社会,2012,25(5):38-41.

[129] 王家耀.河南省乡镇卫生院医疗服务监管现状及对策研究.武汉:华中科技大学,2011.

[130] 张国芳.公民文化视角下的公众监督.探索,2003(1):109-110.

[131] 党秀云.公民精神与公共行政.中国行政管理,2005(8):105-108.

[132] 周国辉.公众监督的缺陷分析及其对策.唯实,2001(5):45-49.

[133] 徐丹.食品安全监管中的公众参与:困境与选择.四川行政学院学报,2102(3):31-33.

[134] 王名,孙春苗.行业协会论纲.中国非营利评论,2009(1):1-40.

[135] 徐琳琳.论我国行业协会的法律地位[硕士学位论文].天津:天津师范大学,2007.

[136]《入世后农产品行业协会发展研究》课题组.有关行业协会的理论研究综述.中国农村观察,2003(4):70-79.

[137] 徐兰飞,陈伟.美国的医疗服务监管体系.卫生经济研究,2006(3):33-35.

[138] 吴奇飞,马丽平,梁铭会.德国医疗质量监管体系述评.中国医院管理,2010,30(10):21-24.

[139] 周绿林,李绍华.医疗保险学.北京:科学出版社,2010:18-20.

[140] 张萍,乔石磊.关于完善医疗保险监督管理体系的思考.中国卫生质量管理,2009,16(2):35-36.

[141] 张帆,姚俭,吴承琪.基于激励理论的医疗保险领域道德风险防范研究.上海理工大学学报,2006,28(3):285-289.

[142] 2011中国卫生统计年鉴.http://wsb.moh.gov.cn/htmlfiles/zwgkzt/ptjnj/year2011/index2011.html.

[143] 胡万进.我国公立医院"管办分开"的整体性治理分析.江苏社会科学,2012(3):83-89.

[144] 胡银环.德国经验对我国公立医院法制化监管的启示.医学与社会,2013,26(3):68-71.

[145] 薛秋霁,陈里丽,姚岚.对我国公立医院监管体制改革的思考.中国卫生经济,2011,30(3):14-16.

[146] 邹蜻睿,张文斌.我国公立医院政府监管职能分析.医学与社会,

2012,25(5):38-41.

[147] 王振宇.新医改政策下对公立医疗机构国有资产和财务监管体制的初步研究.中医药管理杂志,2011,19(8):701-708.

[148] 李璐,方鹏骞.基于医务人员视角的公立医院多元监管策略与路径分析.中国社会医学杂志,2014,31(4):234-237.

[149] 檀琳.大型公立医院网络信息公开路径的探讨.医学与哲学,2013,34(2A):65-67.

[150] 胡象明,唐波勇.整体性治理:公共管理的新范式.华中师范大学学报(人文社会科学版),2010,49(1):11-15.

[151] 胡良玉.完善医疗机构监管立法的探析.中国卫生法制,2011,19(1):26.

[152] 邹婧睿,方鹏骞.我国公立医院多元监督模式的构建.中国医院管理,2012,32(4):1-3.

[153] 胡亚琼,丁俭,钮骏.新传播媒介时代的医院品牌形象管理策略.医学与社会,2011,24(3):28-30.

[154] 崔俊.全媒体时代医院外宣策略.新闻前哨,2013(10):102.

[155] 朱华生.重视媒体舆论监督,强化医院危机管理.江苏卫生事业管理.2010,21(113):24-25.

[156] 杨杪苗.媒体凸透镜下医患关系报道的思考.新闻研究导刊,2015,6(4):89-105.

[157] 刘凌云.新媒体监管途径分析.管理观察,2013(7):99-100.

[158] 闵强.舆论监督与行政监管当增强合力.中国医药报,2014-08-12(4).

[159] 秦晓强,尹文强,黄冬梅.医院暴力事件网络舆情的社会心理学分析与启示.中国医学伦理学,2015,28(1):21-25.

[160] 徐琨.新时期医院应对媒体的思路与策略探析.中国卫生产业,2015(3):125-126.

[161] 钱永峰,黄继人.新媒体环境下医院危机管理中的舆情应对研究.现代医院管理,2013,11(6):33-37.

[162] 龚芳.基于利益相关者理论的公立医院外部监管策略研究.南京:南京医科大学,2014.

[163] 刘自敏等.公立医院经济性目标与公益性目标监管分析——基于共同代理理论的研究.上海交通大学学报:医学版,2015,35(1):117-122.

[164] 虞兰香等.基于公立医院公益性回归的政府财政补偿博弈分析.中国卫生事业管理,2014,31(2):84-85.

[165] 李璐,方鹏骞.基于医务人员视角的公立医院多元监管策略与路径分析.中国社会医学杂志,2014,31(4):234-237.

[166] 袁文艺,胡凯.食品安全管制的政府间博弈模型及政策启示.中国行政管理,2014(7):101-105.

[167] 方子,谢俏丽,张凤帆.我国现代医院管理制度中的运行监管与行业监管策略.中国医院管理,2015,35(1):7-9.

[168] 殷程程,张会会,王岚.基于博弈理论的民营医院监管策略的研究.中国卫生事业管理,2015(2):127-128.

[169] 郭伟.我国公立医院改革中法律监督的意义及内容.中国医院,2012,16(7):21-24.

[170] 龚芳,王长青.基于公众视角的公立医院外部监管困境与对策探析.中国医院管理,2014,34(2):8-9.

[171] 曹明倩,周业勤.论患者协会的作用及其设置.卫生软科学,2008,22(6):473-475.

[172] 左伟,黄成华.医疗行业协会的监管不足及其对策探讨.卫生软科学,2011,25(5):301-304.

[173] 吴涛.浅析建立完善的医疗保险监督机制.理论界,2006(2):

219-220.

[174] 任学红.正视医改存在不足加快完善监管机制——医疗保险基金监管现状及思考.四川劳动保障,2013(3):20-21.

[175] 黄思桂.医保、卫生、药监三部门合作的费用控制措施.中国卫生经济,2002,21(12):38-39.

[176] 黄佳莺,金晔方.社会医疗保险基金支付监管的难点与对策:以浙江省为例.中国卫生经济,2012,31(11):25-27.

主要参考著作

1. 方鹏骞,梁铭会.中国公立医院监管理论、模式与路径研究.北京:科学出版社,2014.
2. 王长青.卫生管理学.北京:中国中医药出版社,2015.
3. 方鹏骞.医学社会科学研究方法.北京:人民卫生出版社,2010.